名医"肺腑之言"谈呼吸病

上海市医学会
上海市医学会呼吸病学专科分会 组编

上海市医学会
百年纪念科普丛书
1917—2017

上海科学技术出版社

图书在版编目(CIP)数据

名医"肺腑之言"谈呼吸病 / 上海市医学会,上海市
医学会呼吸病学专科分会组编. —上海:上海科学技术
出版社,2018.5
(上海市医学会百年纪念科普丛书)
ISBN 978 - 7 - 5478 - 3897 - 6

Ⅰ.①名… Ⅱ.①上…②上… Ⅲ.①呼吸系统疾病-
防治 Ⅳ.①R56

中国版本图书馆 CIP 数据核字(2018)第 059935 号

名医"肺腑之言"谈呼吸病
上海市医学会
上海市医学会呼吸病学专科分会　组编

上海世纪出版(集团)有限公司
上 海 科 学 技 术 出 版 社 出版、发行
(上海钦州南路 71 号　邮政编码 200235　www.sstp.cn)
苏州望电印刷有限公司印刷

开本 720×1000　1/16　印张 12
字数:150 千
2018 年 5 月第 1 版　2018 年 5 月第 1 次印刷
ISBN 978 - 7 - 5478 - 3897 - 6/R·1591
定价:30.00 元

内容提要

本书分为两部分。第一部分"读经典"以专题讲座的形式对呼吸系统常见疾病和防治方法进行阐释，其中收录了曾刊载于各大杂志、报纸、网站等媒体的科普佳作。

第二部分"问名医"由来自上海各大医疗机构的知名呼吸病学专家，对大众关心的呼吸系统常见病的基本知识、自我保健等问题答疑解惑。

本书将呼吸疾病的预防、诊断、治疗等方面的新方案、新技术介绍给读者，希望读者可以提高自我保健意识和对常见呼吸系统疾病的识病、防病意识。

上海市医学会百年纪念科普丛书
编委会

主　　编： 徐建光

副主编：　马　强　　朱正纲　　孙晓明　　孙颖浩　　陈国强
　　　　　　陈赛娟　　桂永浩　　葛均波　　颜世洁　　瞿介明

编　　委：　丁　强　　于广军　　马　端　　王卫庆　　王学锋
　　　　　　王敏杰　　王德辉　　方唯一　　邓小明　　田　红
　　　　　　包玉倩　　吕中伟　　朱国行　　华克勤　　刘士远
　　　　　　刘中民　　刘建民　　刘皋林　　江孙芳　　孙　锟
　　　　　　孙建华　　孙晓溪　　李　铮　　李春波　　杨程德
　　　　　　吴坚平　　何燕玲　　狄　文　　沈国芳　　张　晨
　　　　　　张　琳　　张文宏　　张继明　　陆　舜　　陈文华
　　　　　　陈尔真　　陈丽云　　邵贵强　　范存义　　范先群
　　　　　　林晓曦　　金震东　　周行涛　　胡超苏　　侯立军
　　　　　　俞卓伟　　施伟民　　姜建元　　姜格宁　　倪兆慧
　　　　　　郭胤仕　　黄国英　　章　雄　　章振林　　傅志仁
　　　　　　谢渭芬　　楼文晖　　管阳太　　谭　鸣　　熊源长

编委会办公室

主　　任： 颜世洁

副主任：　田　红　　刘丙龙

成　　员：　王忆雯　　宁　燕　　华　飞　　孙　瑜　　沙燕倩
　　　　　　张　力　　陈燕昀　　徐　英　　楚　青　　魏　爽

（按姓氏笔画排序）

本书编委会

名誉主编： 周　新

主　　编： 瞿介明

副主编： 任　涛　　徐金富　　张　静　　杭晶卿

专家指导： 李　强　　李惠萍　　郭雪君　　宋元林　　白　冲
　　　　　　时国朝

编　　委：（按姓氏笔画排序）
　　　　　朱惠莉　　刘　松　　刘锦铭　　汤　葳　　李庆云
　　　　　邱忠民　　张　旻　　张　路　　金晓燕　　姜丽岩
　　　　　徐　凌　　高习文　　黄　怡　　揭志军　　韩锋锋
　　　　　程齐俭

总 序

上海市医学会成立于 1917 年 4 月 2 日,迄今已有 100 年的悠久历史。成立之初以"中华医学会上海支会"命名,1932 年改称"中华医学会上海分会",1991年正式更名为"上海市医学会"并沿用至今。

百年风雨,世纪沧桑,从成立之初仅 13 人的医学社团组织,发展至今已拥有288 家单位会员、22 000 余名个人会员,设有 92 个专科分会和 4 个工作委员会,成为社会信誉高、发展能力强、服务水平好、内部管理规范的现代科技社团,荣获上海市社团局"5A 级社会组织"、上海市科协"五星级学会"。

穿越百年历史长河,上海市医学会始终凝聚着全市广大医学科技工作者,充分发挥人才荟萃、智力密集、信息畅通、科技创新的优势,在每一个特定的历史时期,在每一次突发的公共卫生事件应急救援中,均很好地体现了学会的引领带动作用。近年来,在"凝聚、开放、服务、创新"精神的指引下,学会不忘初心,与时俱进,取得了骄人的成绩。

2016 年,习近平总书记在"全国卫生与健康大会"上发表重要讲话,指出"没有全民健康就没有全面小康",强调把人民健康放在优先发展的战略地位。中共中央、国务院印发的《"健康中国 2030"规划纲要》明确了"共建共享、全民健康"是建设健康中国的战略主题,要求"普及健康生活、加强健康教育、提高全民健康素养",要推进全民健康生活方式行动,要建立健全健康促进与教育体系,提高健康教育服务能力,普及健康科学知识等。上海市医学会秉承健康科普教育的优良传统,认真践行社会责任,组织动员广大医学专家积极投身医学科普创作与宣传教育。

近年来,学会重点推出了"健康方向盘"系列科普活动、"架起彩虹桥"系列医教帮扶活动和"上海市青年医学科普能力大赛"三项科普品牌。通过科普讲座、咨询义诊、广播影视媒体宣传以及推送科普文章或出版科普读物等多形式、多渠道,把最前沿的医学知识转化成普通百姓健康需求的科普知识,社会反响良好。配合学会百年华诞纪念活动,其间重点推出了百场科普巡讲活动和百位名医科普咨询活动。上海市医学会以其卓有成效的科普宣教工作受到社会各界好评,荣获上海市科委颁发的"上海科普教育创新奖-科普贡献奖(组织)二等奖"、中华医学会"优秀医学科普单位"和"全国青年医学科普能力大赛优秀组织奖",成为上海市科协"推进公民科学素质"百家示范单位之一。

为纪念上海市医学会成立 100 周年,同时将《"健康中国 2030"规划纲要》精神进一步落到实处,我们集中上海医学界的学术领袖和科普精英编著出版这套科普丛书,为大众提供系统的医学科普知识以及权威的疾病防治指南,为"共建共享、全民健康"的健康中国建设添砖加瓦。在这套丛书里,读者既可以"读经典"——呈现《再造"中国手"》等丰碑之作,重温医学大家叱咤医坛的光辉岁月,也可以"问名医"——每本书约有 100 名当代名医答疑解惑,解决现实中的医疗健康困扰。既可以通过《全科医生,你家的朋友》这一佳作,找到你的家庭医生,切实地感受国家医疗体制改革的努力给大众带来的健康保障;也可以领略《从"削足适履"到"量身定制"——医学 3D 打印技术》《手术治疗糖尿病的疗效如何》等医学前沿信息,感受现代医学科技进步带来的福音。

经典丰满的内容,来源于团结奋进、齐心协力的编写团队。这套丛书涉及上海市医学会所属的 50 余个专科分会,编委达 2 000 余名,参与编写者近 5 000人,堪称上海市医学会史上规模最大的一次集体科普创作。我相信,每一位参与科普丛书的编写者都将为在这场百年盛典中留下手迹,并将这些健康科普知识传播给社会大众而引以为荣。

在此,我谨代表上海市医学会,向所有积极参与学会科普丛书编著的专科分会编委会及学会工作人员,向关注并携手致力于医学科普事业发展的上海科学技术出版社表示衷心的感谢!

源梦百年、聚力同行,传承不朽、再铸辉煌。愿上海市医学会薪火不熄,祝万千家庭健康幸福!

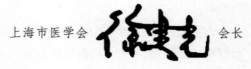

上海市医学会　　　　　　　会长

2017 年 5 月

前 言

呼吸系统疾病是危害人民健康的常见病和多发病。近年来,由于严重的大气污染、吸烟等导致理化因子、生物因子的吸入,以及老龄化等因素,呼吸系统疾病发病率在不断增加。呼吸系统疾病的防治及其研究任重而道远。

近50年来,肺癌的发病率在不断增加,已成为中国"第一大癌"。2013年,上海市癌症发病数据显示,肺癌位居男性癌症发病率第一位、女性癌症发病率第三位。肺癌在城市肿瘤病死率排名中居于首位,更让人忧虑的是,肺癌的发病率仍呈现不断攀升的趋势。

最新调查数据还显示,哮喘的患病率较20年前增加一倍;慢性阻塞性肺疾病(COPD)患病率也居高不下,40岁以上人群患病率为8.2%。肺部感染性疾病的病原体不仅耐药性日趋严重,新的病原体也在不断涌现。2002年底以来,世界范围内暴发了严重急性呼吸综合征(SARS)、禽流感(H5N1,H7N9)、甲型H1N1流感疫情。2013年12月18日,我国出现世界首例H10N8禽流感致人死亡病例。新型病原体的不断出现对全球的社会稳定和经济发展造成了很大冲击。

2013年,我国雾霾天气严重,104座城市重度沦陷。2014年12月,我国中东部大部地区遭遇的持续性雾霾天气范围之广、污染程度之深,更是前所未有,老百姓谈"霾"色变。世界卫生组织(WHO)下属国际癌症研究中心(IARC)已宣布室外空气污染致癌,并视其为普遍和主要的环境致癌物,其重要组成部分——可吸入颗粒物(PM_{10})被认定为一类致癌物。大气污染在致癌方面的危险度已与烟草、紫外线和石棉等处于同一等级。另外,越来越多的研究表明,$PM_{2.5}$作为大气污染元凶,在病原体传播、气道炎症维持等方面发挥重要作用。显而易见,受不断加重的空气污染的影响,我国肺癌、肺部感染性疾病(尤其是病毒性肺炎)与炎症性气道疾病(COPD、哮喘)的发病率将会继续攀升,上述疾病的防控需求将不断加大。

2017 年是上海市学会百年华诞,上海市医学会呼吸病学专科分会积极响应上海市医学会的号召,围绕"源梦百年、聚力同行"的主题,积极组织著名临床专家,整理本学科领域的科普知识,总结历年来开展优秀科普活动的经验和成果,结合现今及未来一段时期内公众的健康需求,编撰"上海市医学会百年纪念科普丛书"的呼吸病学分册,以更好地展示上海市医学会呼吸病学专科分会的科普特色和成就。

本书由"读经典"和"问名医"两部分组成,"读经典"主要由著名专家的代表性科普作品汇集而成,"问名医"则由呼吸科疾病的常见问题与解答构成。本书的目标读者是普通大众、呼吸病患者与危险人群,以期在当下众多同类图书、新媒体资讯中,发挥上海市医学会呼吸病学专科分会专家的权威性和影响力,为大众提供值得信赖的医学保健读本。

上海市医学会呼吸病学专科分会将不断努力,提高科普教育水平,希望能够做到开卷有益。

上海交通大学医学院附属瑞金医院院长、主任医师、教授

上海市医学会呼吸病学专科分会主任委员

瞿介明

2017 年 12 月

目　录

CHAPTER ONE
读经典

1

戒 | 烟 003
一、吸烟，以牺牲健康为代价 003
二、您知道"戒烟门诊"吗 005
三、戒烟原来是治病 008
四、行为、药物、心理联合戒烟 010
五、远离香烟，防患于未然 012
六、我是尼古丁 013
七、"烟枪"警官成功戒烟 014
八、"迈开腿"有助戒烟 016

哮 | 喘 017
九、吸烟是导致难治性哮喘的关键因素之一 ... 017
十、"胸闷"也可能是哮喘惹的祸 019
十一、易被误诊的咳嗽变异性哮喘 021
十二、规范化治疗可减少哮喘急性发作 ... 022
十三、空气污染与哮喘 023
十四、月经性哮喘与激素的关系 025

咳 | 嗽 026
十五、感冒后持续咳嗽怎么办 026
十六、慢性咳嗽可由鼻部疾病引起 028
十七、长期咳嗽应警惕咳嗽变异性哮喘 ... 029
十八、胃食管反流性咳嗽如何治疗 030

慢 | 阻 | 肺 031
十九、慢阻肺急性加重的预防 031
二十、慢性气道疾病患者的春季养生 033
二十一、慢阻肺患者如何安全过冬 035
二十二、慢阻肺就是肺气肿吗 037
二十三、物联网医学管理慢阻肺 039

目录

二十四、慢阻肺患者 80% 存在肌少症 ⋯⋯⋯⋯⋯⋯⋯ 041
二十五、慢阻肺患者要学会自我管理 ⋯⋯⋯⋯⋯⋯⋯ 043

感│染│ ⋯⋯⋯⋯⋯⋯⋯⋯⋯⋯⋯⋯⋯⋯⋯⋯⋯⋯⋯⋯⋯⋯⋯ 044
二十六、感冒药也需"精挑细选" ⋯⋯⋯⋯⋯⋯⋯⋯⋯ 044
二十七、门诊抗感染：静脉还是口服用药 ⋯⋯⋯⋯⋯⋯ 046
二十八、令人"谈虎色变"的耐药菌 ⋯⋯⋯⋯⋯⋯⋯⋯ 048
二十九、人体内的免疫细胞有哪些 ⋯⋯⋯⋯⋯⋯⋯⋯ 050
三十、关于肺炎,你必须知道的事 ⋯⋯⋯⋯⋯⋯⋯⋯ 052
三十一、老年人谨防吸入性肺炎 ⋯⋯⋯⋯⋯⋯⋯⋯⋯ 054
三十二、肺结核离我们并不远 ⋯⋯⋯⋯⋯⋯⋯⋯⋯⋯ 056

肺│癌│ ⋯⋯⋯⋯⋯⋯⋯⋯⋯⋯⋯⋯⋯⋯⋯⋯⋯⋯⋯⋯⋯⋯⋯ 058
三十三、什么样的人容易得肺癌 ⋯⋯⋯⋯⋯⋯⋯⋯⋯ 058
三十四、哪些症状提示可能得了肺癌 ⋯⋯⋯⋯⋯⋯⋯ 060
三十五、支气管镜检查很难受吗 ⋯⋯⋯⋯⋯⋯⋯⋯⋯ 061
三十六、支气管镜在肺癌诊疗中的作用 ⋯⋯⋯⋯⋯⋯ 062
三十七、T 细胞与肿瘤之间的关系 ⋯⋯⋯⋯⋯⋯⋯⋯ 063
三十八、NK 细胞——广谱抗肿瘤细胞的卫士 ⋯⋯⋯⋯ 065
三十九、癌症免疫治疗时代来临 ⋯⋯⋯⋯⋯⋯⋯⋯⋯ 066

打│鼾│ ⋯⋯⋯⋯⋯⋯⋯⋯⋯⋯⋯⋯⋯⋯⋯⋯⋯⋯⋯⋯⋯⋯⋯ 068
四十、打鼾者,做做"睡眠呼吸监测" ⋯⋯⋯⋯⋯⋯⋯ 068
四十一、打鼾者不该犯的 4 种错 ⋯⋯⋯⋯⋯⋯⋯⋯⋯ 070
四十二、孩子睡觉打呼噜要小心 ⋯⋯⋯⋯⋯⋯⋯⋯⋯ 072
四十三、小小打鼾,怎会险些送命 ⋯⋯⋯⋯⋯⋯⋯⋯ 074

肺│血│管│病│ ⋯⋯⋯⋯⋯⋯⋯⋯⋯⋯⋯⋯⋯⋯⋯⋯⋯⋯⋯⋯ 076
四十四、被忽视的晕厥因素：肺血管病 ⋯⋯⋯⋯⋯⋯ 076
四十五、被误诊的"冠心病" ⋯⋯⋯⋯⋯⋯⋯⋯⋯⋯⋯ 077
四十六、当心瘦身产品引起的心脏病 ⋯⋯⋯⋯⋯⋯⋯ 079
四十七、产后气短,警惕肺动脉高压 ⋯⋯⋯⋯⋯⋯⋯ 081
四十八、不能轻视的另类"高血压" ⋯⋯⋯⋯⋯⋯⋯⋯ 083
四十九、生死时速 ⋯⋯⋯⋯⋯⋯⋯⋯⋯⋯⋯⋯⋯⋯⋯⋯ 085

肺|纤|维|化|等| 088

五十、雾霾与呼吸健康 088

五十一、戴防毒面罩挡霾没有必要 089

五十二、肺纤维化：鲜为人知的"隐形杀手" 090

五十三、急性呼吸窘迫综合征防治和预后的核心知识 ... 092

CHAPTER TWO
问名医

2

支|气|管|扩|张|症| 095

1. 支气管扩张症是少见病吗 095

2. 儿童得肺炎后是否容易患支扩 095

3. 囊状支扩和柱状支扩哪个更严重 096

4. 病情稳定,为何肺内仍有湿啰音 096

5. 反复痰血是不是患了支扩 096

6. 是否可以咯血量来判断支扩的严重程度 097

7. 支扩患者为什么早上咳痰较多 097

8. 反复肺炎是不是患了支扩 097

9. 支扩患者需要完善哪些检查 098

10. 支扩患者反复流涕有必要做鼻窦 CT 检查吗 ... 098

11. 支扩患者是否容易患结核病和真菌感染 099

12. 支扩患者可以长期口服抗生素吗 099

13. 支扩患者如何促进痰液排出 099

14. 哪些支扩患者需要介入止血治疗 100

15. 患者发生大咯血应该怎么办 100

16. 支扩患者要忌口吗 101

17. 支扩可以"冬病夏治"吗 101

18. 治疗支扩有哪些中成药 101

19. 支扩患者可以进行锻炼、旅游吗 102

20. 支扩会传染吗 102

肺|癌| 103

21. 体检发现孤立性肺结节,是不是早期肺癌 103

22. 体检报告中肿瘤标志物指标高,是不是得了癌 ... 104

23. 癌症会传染吗 ………………………………………………… 104

24. 吸烟的人一旦戒烟更容易患肺癌吗 ……………………… 105

25. 为什么老年人肩背痛要警惕肺癌 ………………………… 106

26. 为什么声音嘶哑要警惕肺癌 ……………………………… 107

27. 是不是做磁共振成像检查,肺部阴影可以看得更清楚些 … 108

28. 肺部肿块穿刺活检是否会促进癌细胞转移 ……………… 108

29. 古稀老人不能耐受肺癌化疗吗 …………………………… 109

肺 | 结 | 核 ……………………………………………………… 110

30. 什么是肺结核 ……………………………………………… 110

31. 哪些人容易患肺结核 ……………………………………… 111

32. 肺结核患者会有哪些表现 ………………………………… 111

33. 诊断肺结核,需做哪些检查 ……………………………… 112

34. 为什么要反复做痰结核菌检查 …………………………… 112

35. 肺结核要治疗多长时间 …………………………………… 113

36. 抗结核治疗 2 个月后症状缓解、病灶吸收,为什么还要继续服药 … 114

37. 肺结核患者需要隔离吗 …………………………………… 114

38. 肺结核患者的饮食需要注意哪些问题 …………………… 115

39. 如何预防肺结核 …………………………………………… 115

40. 体检发现肺结核,要紧吗 ………………………………… 116

肺 | 栓 | 塞 ……………………………………………………… 117

41. 胸痛、气短就一定是心血管疾病吗 ……………………… 117

42. 肺栓塞是怎么引起的 ……………………………………… 117

43. 哪些高危人群要当心肺栓塞 ……………………………… 118

44. 肺栓塞没有脑梗死和心肌梗死那么严重吗 ……………… 118

45. 一旦发生肺栓塞,该如何自救或急救 …………………… 119

46. 肺栓塞为什么容易被误诊 ………………………………… 119

47. 如何预防肺栓塞 …………………………………………… 120

48. 肺栓塞可以治愈吗 ………………………………………… 120

49. 肺栓塞治愈以后就没有后顾之忧了吗 …………………… 121

50. 小孩就不会发生肺栓塞吗 ………………………………… 122

51. 肺栓塞患者出院后需要注意哪些护理问题 ……………… 122

52. 出院后口服华法林需要注意哪些事项 …………………… 123

肺│部│感│染 ································· 125

53. 肺炎是什么原因引起的 ················· 125

54. 发热会不会"烧出"肺炎 ················· 125

55. 有咳嗽、咳痰,但没有发热,是否就不会患肺炎 ··· 126

56. 肺炎会传染吗 ····················· 126

57. 患了肺炎要注意什么 ················· 126

58. 如何预防肺炎 ····················· 127

59. 肺炎的并发症有哪些 ················· 128

慢│阻│肺 ··························· 129

60. 慢阻肺到底是什么病 ················· 129

61. 为什么会患慢阻肺 ·················· 129

62. 慢阻肺有哪些临床表现 ················ 129

63. 哪些人群要做肺功能检查 ·············· 130

64. 为什么说肺功能检查是诊断慢阻肺的"金标准" ··· 130

65. 走路就喘,要当心慢阻肺吗 ············· 131

66. 慢阻肺患者怎样注意饮食 ·············· 131

67. 慢阻肺患者可以食补吗 ················ 132

68. 如何预防慢阻肺 ··················· 132

69. 慢阻肺和肺气肿、哮喘是什么关系 ········· 133

70. 慢阻肺治疗有效,可以停药吗 ············ 133

支│气│管│哮│喘 ····················· 134

71. 疑似哮喘就诊时要注意什么 ············· 134

72. 哮喘为什么常在夜间和运动时发作 ········· 134

73. 治疗哮喘的药物有哪些 ················ 135

74. 哮喘不发了,能否停药 ················ 135

75. 长期吸入激素安全吗 ················· 136

76. 可以不用吸入药物而仅口服药物治疗哮喘吗 ···· 136

77. 什么是哮喘的良好控制 ················ 137

78. 想获得哮喘的良好控制,需要做些什么 ······· 137

79. 哮喘控制不佳的原因有哪些 ············· 138

80. 家属能做些什么帮助患者控制哮喘发作 ······· 138

病|毒|感|染 ·· 140

81. 什么是普通感冒和流行性感冒 ·························· 140

82. 普通感冒和流感的症状有何不同 ······················ 140

83. 鼻塞、打喷嚏、鼻痒、流涕、咽痛一定是感冒吗 ·········· 141

84. 流感通过什么途径传播 ································· 141

85. 什么样的感冒不能"扛" ······························· 142

86. 感冒后需要使用抗病毒药物吗 ························· 142

87. 感冒后需要使用抗生素吗 ····························· 142

88. 感冒药那么多,选哪个好 ······························ 143

89. 不想吃西药,可以用中药吗 ···························· 143

90. 如何预防季节性流感 ································· 144

91. 哪些人需要打流感疫苗 ······························· 144

92. 人怎么会感染禽流感 ································· 144

93. 如何预防 H7N9 禽流感 ······························· 145

慢|性|咳|嗽 ·· 146

94. 咳嗽,胸片检查正常,为什么还要做 CT 检查 ············ 146

95. 咳嗽好几个月了,拍胸片正常,还应做什么检查 ········· 146

96. 为什么感冒好了却一直咳嗽 ·························· 147

97. 长期咳嗽就应该吃抗生素吗 ·························· 147

98. 哪些抗高血压药物会引起咳嗽 ······················· 148

99. 为什么一到换季就容易咳嗽 ·························· 148

100. 为什么食管炎也会引起咳嗽 ························· 149

101. 咳嗽和鼻炎有关系吗 ······························· 149

102. 为什么一到雾霾天就咳嗽 ··························· 150

睡|眠|呼|吸|暂|停|综|合|征 ································ 151

103. 睡眠打鼾是疾病吗 ································· 151

104. 打鼾是否就是睡眠呼吸暂停综合征 ··················· 151

105. 阻塞性睡眠呼吸暂停综合征都有哪些表现 ············· 152

106. 长期的睡眠呼吸暂停会造成哪些损害 ················· 152

107. 睡眠呼吸暂停综合征是如何诊断的 ··················· 153

108. 睡眠呼吸暂停综合征患者都需要减肥吗 ··············· 153

109. 睡眠呼吸暂停综合征一定需要手术吗 ·············· 154

110. 药物治疗对睡眠呼吸暂停综合征有效吗 ·········· 155

111. 夜间呼吸机治疗对睡眠呼吸暂停综合征有哪些优势 ······ 155

112. 如何在医生的指导下进行睡眠呼吸机治疗 ········ 156

烟│草│成│瘾 ·· 157

113. 烟草的危害真的那么大吗 ·················· 157

114. 吸烟对睡眠有影响吗 ······················ 158

115. 戒烟药有哪几种 ·························· 158

116. 吸烟真的能减肥吗 ······················ 159

117. 用电子烟戒烟靠不靠谱 ···················· 160

118. 吃什么能帮助戒烟 ······················ 160

氧│疗 ·· 162

119. 氧疗意味着"我快不行了"吗 ················ 162

120. 什么情况下机体会缺氧 ···················· 162

121. 缺氧时机体会出现哪些变化 ················ 163

122. 判断缺氧有哪些客观确切指标 ·············· 163

123. 如何用仪器监测有无缺氧及缺氧程度 ·········· 164

124. 普通吸氧有哪些方法 ······················ 165

125. 特殊给氧方法有哪些 ······················ 165

126. 怎样选择氧疗供氧装备 ···················· 166

127. 长期家庭氧疗需注意哪些问题 ·············· 166

雾│霾 ·· 168

128. 什么是雾霾 ···························· 168

129. 什么是 PM_{10} 和 $PM_{2.5}$ ······················ 168

130. 空气悬浮颗粒物是如何侵入人体的 ·········· 169

131. 雾霾对人体健康的危害有哪些 ·············· 169

132. 雾霾天如何进行自我防护 ·················· 170

133. 慢性呼吸道疾病患者如何防霾 ·············· 171

134. 如何选择合适的防霾口罩 ·················· 171

135. 佩戴口罩时应注意哪些事项 ················ 172

136. **雾霾天如何进行锻炼** ·· 172
137. **如何进行呼吸训练以提高呼吸道的免疫功能** ·························· 173
138. **雾霾天时饮食该注意什么** ·· 173

CHAPTER ONE

1

读经典

戒│烟│

一、吸烟，以牺牲健康为代价

美国人喜欢说"吸烟要以牺牲自由为代价"，因为"烟民"在美国处处受到限制。可见，美国的禁烟运动已经取得了明显成效。有数据表明，美国通过有效的宣传使吸烟率显著下降，目前已经低于 20％。2014 年 1 月，《美国医学会杂志》(JAMA)发表的一篇研究报告表明，虽然全球吸烟者的比例自 1980 年以来一直处于下降的趋势，但由于全球人口数量的绝对增长，吸烟者的数量也随之增加。因此，仍有必要进一步提高人们对吸烟危害的认识。

（1）吸烟致癌。吸烟致癌已经是公认的事实，吸烟不但是肺癌的重要致病因素之一(吸烟者患肺癌的危险性是不吸烟者的 13 倍)，还与唇癌、舌癌、口腔癌、食管癌、胃癌、结肠癌、胰腺癌、肾癌、宫颈癌的发生都有一定关系。研究表明，烟雾中的致癌物质还能通过胎盘影响胎儿，致使子代的癌症发病率显著增高。

（2）吸烟导致肺部疾病。吸烟是慢性支气管炎、肺气肿和慢性阻塞性肺疾病的主要诱因之一。吸烟可引起中央性及外周性的气管、肺泡及毛细血管结构及功能改变，同时对肺的免疫系统产生影响，从而导致肺部疾病发生。

（3）吸烟诱发心脑血管疾病。吸烟不仅会诱发肺部疾病，同时也会诱发心脑血管疾病。研究表明，吸烟者冠心病、高血压、脑血管病及周围血管病的发病率明显高于不吸烟者。吸烟促发心脑血管疾病的发病机制是吸烟使血管内皮功能紊乱、血栓生成、炎症反应加强及氧化修饰。

（4）吸烟导致骨质疏松。烟草中的尼古丁影响钙的吸收，钙摄入不足会让一部分骨钙释放入血，以维持正常的血钙水平。此外，尼古丁还能抑制成骨细胞，刺激破骨细胞的活性等。长此以往，会使骨密度降低，引发骨质疏松。

（5）吸烟影响生育功能。据研究，长期吸烟者精子活力较不吸烟者低 75％，罪魁祸首仍然是香烟中的尼古丁。精子表面的受体可以识别进入体内的尼古丁，并与之结合。长期吸烟使得人精子中尼古丁受体超载，从而使精子活力下降。

（6）吸烟增加流产风险。孕妇吸烟不仅危害自己的健康，同时还会对子宫里的胎儿造成伤害。香烟中所含的尼古丁会造成全身血管病变，子宫血管因此受累。吸烟者孕早期容易发生流产，孕中期易发生怀孕期间最危险的并发症之一——妊娠高血压综合征。

（7）吸烟影响睡眠质量。德国科学家的一项调查表明，吸烟者的睡眠时间比不吸烟者要少，并且睡眠质量也较差。尼古丁是影响睡眠质量的罪魁祸首，睡眠质量差不仅会让人在醒来后精神状态差，如果经常睡眠质量差，还会产生肥胖、糖尿病、心脏病等健康问题。

如此多"吸烟有害健康"的事实和研究成果，都是必须戒烟的理由，为了自己和家人的健康、幸福，戒烟刻不容缓。

（李庆云　周剑平）

○ 摘编自《家庭用药》2014 年第 3 期

—— 专家简介 ——

李庆云

李庆云，上海交通大学医学院附属瑞金医院呼吸科副主任、睡眠中心主任、主任医师、教授、博士生导师，上海交通大学医学院附属瑞金医院感染病与呼吸病研究所副所长。

中国医师协会睡眠医学专业委员会副主任委员，中华医学会呼吸病学分会睡眠学组秘书，上海市医学会呼吸病学专科分会委员、睡眠呼吸障碍学组组长，上海市康复医学会呼吸康复专业委员会副主任委员，中国睡眠研究会常务理事、睡眠呼吸障碍专业委员会常委等。

二、您知道"戒烟门诊"吗

经过多年的努力,上海的三级医院基本都设立了戒烟门诊。在戒烟医生专业而耐心的指导下,很多吸烟者戒除了烟瘾,告别了曾经天天不能离手的香烟,过上了畅享呼吸的自由生活。然而调查显示,仍然有相当一部分人不了解吸烟上瘾(医学上称为"烟草成瘾")其实和高血压、糖尿病一样,同属于慢性疾病,它可以治疗也需要被治疗。由于它是一种成瘾性疾病,因此应由受过控烟知识和心理技能培训的戒烟医生进行诊治。

一般来说,想戒烟的人都可以去戒烟门诊就诊。但仔细分析起来,吸烟者的烟草成瘾程度和戒烟意愿强烈程度各不相同,只有吸烟行为但尚未成瘾的可以自行戒烟,而成瘾程度较重的则需要在医生指导下戒烟。建议存在以下情况的吸烟者至戒烟门诊就诊:①烟草成瘾比较严重,即烟瘾大。比如早晨醒来一睁眼就迫不及待要点上一根烟,在火车、飞机上都很难忍住不吸烟。②以往有多次戒烟失败的经历。③对戒烟心存疑虑,希望向医生咨询以获取专业意见。④担心吸烟对健康的危害,希望做些检查了解有无吸烟相关性疾病。另外,也可以前来替家人、朋友咨询相关事宜。戒烟门诊除了帮助吸烟者戒烟外,还有普及和宣传控烟知识的职责,帮助大众正确认识烟草成瘾这种疾病,养成良好的生活方式。

和其他门诊一样,医生需要经过问病史、做检查,才能下"烟草成瘾"这个诊断,然后根据疾病的轻重程度以及患者的个体情况,制订相应的治疗方案。和内科不同的是,戒烟门诊的检查不是做血液检查、胸部 X 线片或超声检查等,而主要是通过一些量表进行评估。这同烟草成瘾的疾病性质有关,它是一种成瘾性疾病,包括心理依赖和生理依赖,医生需要通过量表来了解吸烟者的心理状况。

下面具体介绍一下戒烟门诊的基本诊疗流程。

诊断流程

(1) 吸烟史及戒烟经历的询问。

(2) 检测呼出气一氧化碳(CO)浓度。

(3) 烟草成瘾评估量表评分。

(4) 戒烟意愿评分。

（5）吸烟相关疾病筛查：①低剂量 CT 扫描筛查早期肺癌。②高分辨力 CT 扫描筛查吸烟相关性肺间质病变、早期肺气肿。③心电图、运动平板试验等筛查冠心病。

● 法氏烟草依赖评估量表（FTND）

评估内容	0分	1分	2分	3分
您早晨醒来后多长时间吸第一支烟	>60 分钟	31～60 分钟	6～30 分钟	≤5 分钟
您是否在许多禁烟场所很难控制吸烟	否	是		
您认为哪一支烟最不愿意放弃	其他时间	晨起第一支		
您每天吸多少支卷烟	≤10 支	11～20 支	21～30 支	>30 支
您早晨醒来后 1 个小时是否比其他时间吸烟多	否	是		
您患病在床时仍旧吸烟吗	否	是		

0～3 分：轻度烟草依赖；4～6 分：中度烟草依赖；≥7 分：重度烟草依赖

● 吸烟严重度指数

评估内容	0分	1分	2分	3分
您早晨醒来后多长时间吸第一支烟	>60 分钟	31～60 分钟	6～30 分钟	≤5 分钟
您每天吸多少支卷烟	≤10 支	11～20 支	21～30 支	>30 支

≥4 分为重度烟草依赖

戒烟治疗指导流程

（1）个体化治疗。根据患者的年龄、性别、职业、家庭关系、基础疾病、个人健康期望及既往戒烟经历，遵循患者意愿选择合适的治疗方案。

（2）综合治疗。①心理疏导：介绍吸烟的危害与戒烟的好处，帮助吸烟者提高对吸烟和戒烟的认知等。②行为干预：介绍各种戒烟小技巧，例如丢弃家中所有烟具，延迟点烟 3 分钟等。③药物：目前，我国已经批准使用的戒烟药物有尼古丁替代药物、盐酸安非他酮及酒石酸伐尼克兰，这些药物都可以用来帮助戒烟，但有各自的药物特点和禁忌证，需要在戒烟医生的指导下使用。

定期随访

很多烟草成瘾患者是二三十年甚至四十年以上的老烟民,想要戒烟成功,除了决心和信心,还要有耐心。一般药物治疗疗程为 2～3 个月,而无烟生活方式的建立,也需要 3～6 个月,有些人可能更长。类似其他慢性疾病,烟草成瘾也会发生病情变化,比如有时对吸烟的渴望会增加,或者出现了戒断症状等。因此,戒烟过程中需要定期至戒烟门诊随访,监测呼出气一氧化碳浓度,让戒烟医生了解患者烟草成瘾程度的变化,然后给出适当的治疗方案。

(瞿介明　王晓丹)

—— 专家简介 ——

瞿介明

瞿介明,上海交通大学医学院附属瑞金医院院长、呼吸内科主任医师,教授、博士和博士后导师,上海市领军人才,上海市呼吸病研究所常务副所长。

中国医师协会呼吸医师分会副会长,中华医学会呼吸病分会候任主任委员兼肺部感染学组组长,中华医学会灾难医学分会常委,上海市医学会副会长,上海市医院协会副会长,上海市医学会呼吸病学专科分会候任主任委员兼肺部感染学组组长,华东地区肺部感染协作组主任委员等。

三、戒烟原来是治病

自从 2015 年"上海市公务人员戒烟大赛"启动以来,我们在戒烟门诊陆续接待了几位参赛者,其中印象最深的是李科长。他烟龄 10 年左右,每天吸烟 10 支上下,他知道吸烟及二手烟危害极大,为了自己和家人的健康,一心想把烟戒掉。近两年来戒了十多次,却均以失败告终。

很多吸烟者屡戒屡吸,是因为长期吸烟形成了烟瘾,而罪魁祸首就是烟草中的尼古丁。摄入尼古丁后,大脑可以释放多巴胺,产生愉悦感,一段时间后,就会产生对尼古丁的依赖,表现为主动获取烟草并摄入烟草燃烧后的烟雾,医学上称作烟草成瘾。就像诊断高血压需要测血压、诊断糖尿病需要测血糖一样,临床上评价烟草成瘾程度,也需要做测量,但用的不是仪器,而是量表。国际上常用的是法氏烟草依赖评估量表(FTND),这种量表包含了同吸烟习惯有关的 6 个问题,如早晨醒来后多长时间吸第一支烟、是否在许多禁烟场所很难控制吸烟等。答完之后,计算出一个分数,戒烟医生根据分数高低评估吸烟者烟草成瘾的程度大小,然后进行相应的治疗。

李科长的量表评分是 3 分,属于轻度依赖,说明他烟瘾并不大。那为何李科长就是戒不掉呢? 在进一步了解他的戒烟经历时,李科长叹了一口气,说他戒了十多次,最短的一次仅 1 天,最长的也不过 1 周。坚持不下去的原因不是烟瘾上来忍不住,而是脾气会变得暴躁,甚至因为一件小事就动手打了孩子,他非常后悔,也害怕情绪失控,就复吸了,至今没有勇气重新开始戒烟。这就是他戒烟困难的症结所在。令李科长苦恼的"脾气变坏"其实是戒烟过程中出现的戒断症状,除了暴躁,还有情绪低落、紧张不安、注意力不集中、失眠等。60%～70% 的吸烟者戒烟时会遭遇戒断症状,很多人因此放弃了戒烟。的确,戒断症状和停止吸烟有关,但复吸并不是解决问题的正确方法。戒断症状不会持续存在,戒烟3～4 周后会明显缓解。因此,如果症状轻微,没有严重影响工作和生活,不需要用药,也不必担心,这些不适感会逐渐消退。但像李科长这样的情况,就需要用药物干预了。

一听说要吃药,李科长吃惊地问:"医生,戒烟还要吃药?"这样的疑虑在戒烟门诊并不少见,很多吸烟者认为,只要意志力强就能戒烟,把失败归咎于自己毅力不够,继而对继续戒烟失去了信心。实际上,这种认识是片面的,毅力可以帮助戒烟,但并不是决定性因素。烟草成瘾是一种成瘾性疾病,很多患者都需要药物治疗。光靠毅力的戒烟方法("干戒")成功率很低,不到4%。因此,"干戒"失败不必灰心,现在临床上有多种不同机制的戒烟药物可供选择,自己的努力加上药物的辅助,可以起到事半功倍的效果。烟草成瘾跟我们所熟悉的高血压、糖尿病一样,是一种慢性疾病。轻度的高血压、糖尿病可以通过饮食调整、适当锻炼达到控制疾病的目的,烟草成瘾也是如此。成瘾程度较轻的吸烟者可以不用药,但如果成瘾程度较重,或者出现明显的戒断症状,那就需要用药物来治疗。药物的作用主要有两方面,一是可以大大减少烟瘾发作,二是可以减轻戒断引起的心理和身体不适,从而让戒烟过程变得更加轻松。听了我的介绍,李科长决定尝试一下药物戒烟的方法。根据他的情况,我替他处方了合适的戒烟药物,建议他每天记录吸烟情况,并叮嘱2周以后一定要再到门诊来随访。

　　2周后,李科长如约来到了戒烟门诊。这一次,他终于成功突破了自己的纪录,整整2周没有再吸过烟。最令他惊喜的是,这次戒烟后他一直担心的情绪问题没有出现,和家人的关系越来越融洽。初战告捷,良好的开端是成功的一半,但要实现长期甚至终身戒烟,还需要继续努力,其中最关键的是要牢记并做到不吸一口烟。很多吸烟者成功戒烟几个月后会渐渐放松警惕,以为偶尔抽一支烟不要紧,没想到一支烟抽完又被烟瘾缠上了,控制不住地去抽下一支烟。这是因为曾经吸烟的人的大脑对烟草成瘾是有记忆的,戒烟后的复吸会导致这种记忆被唤醒,烟草成瘾再次发作。因此,一定要注意避免复吸,在戒烟的前三个月里,最好定期到戒烟门诊随访。

(瞿介明　王晓丹)

四、行为、药物、心理联合戒烟

吸烟的危害路人皆知,很多吸烟者并非不想戒烟,只是无法克服对烟草产生的生理和心理依赖(俗称"烟瘾")。世界卫生组织(WHO)已经将烟草成瘾定义为一种慢性成瘾性疾病,烟草成瘾者一旦几天不吸烟,就会出现烦躁不安、易怒、情绪低落等诸多症状(戒断症状)。吸烟者戒烟时,最常用的方法是"干戒",他们往往没有任何戒烟计划,也不求助医生,想戒就戒,不做任何准备工作,以为单纯靠意志力就可以成功。结果由于烟瘾的存在,虽明知吸烟会对健康不利,但为避免上述令人难受的戒断症状,他们只好选择再次吸烟,因此失败率极高。"干戒"的吸烟者只有不到3%戒烟成功,正如美国著名作家马克·吐温曾说的——戒烟是世界上最容易的事情,我已经做过一千次了。

既然烟草成瘾是一种慢性疾病,有容易复发的特点,那么正确的戒烟方法应该像对待其他慢性疾病(如高血压、糖尿病)一样,准备打持久战,需要行为、药物、心理三者联合干预。

首先,吸烟者戒烟需要有一个周详的计划。建议将有特殊意义的日期(如新年、生日等)设定为戒烟日,并向同事和家人公开表示正在戒烟。吸烟者戒烟失败,很多情况下是受周围人的不良影响,因此戒烟前应该向同事和家人广而告之,在自己工作和生活的场所悬挂禁烟标志,请大家监督,让别人知道你这次戒烟是认真的,并获得他们的谅解和配合,让他们做到不递烟、不嘲笑;同时,自己也要勇于拒绝朋友递烟或诱惑吸烟的行为。戒烟期间一旦出现强烈的吸烟欲望,可通过饮水、喝茶、深呼吸、散步等转移注意力。

其次,一定要寻求医生的帮助,定期到戒烟门诊就诊。目前,上海市的三级医院和部分二级医院基本都设有戒烟专病门诊。戒烟医生会根据戒烟者的实际情况,帮助制订详细的戒烟计划并使用最合适的药物,还会定期对戒烟成效进行评估,并提出改进方案。

目前,有多种药物可以帮助戒烟,它们可帮助戒烟者克服戒烟期间对吸烟的渴望。常用的戒烟药物有:①尼古丁替代制剂,就是应用不同形式的尼古丁制剂(如透皮贴片、咀嚼胶、含片等)替代卷烟中的尼古丁,减轻戒断症状,使戒烟者逐渐放弃吸烟,然后逐渐降低尼古丁制剂的剂量,最终完全停止,实现戒烟成功。

②酒石酸伐尼克兰(畅沛),目前市面上有售,可以帮助成年人戒烟。畅沛有 0.5 毫克和 1 毫克两种剂型,在目标戒烟日之前 1～2 周开始服用,疗程 12 周。具体应用方法是首先 0.5 毫克,每日 1 次,连服 3 日;然后 0.5 毫克,每日 2 次,连服 4 日;最后 1 毫克,每日 2 次,连续 7 日。畅沛可能有一些不良反应,包括失眠、恶心、胃肠胀气和便秘等,但大部分人可以忍受。国内外研究已经证明,联合酒石酸伐尼克兰戒烟,第 12 周的戒烟成功率可达 50.3％,戒烟效果远胜于"干戒"。

烟草成瘾有容易复发的特点,存在复吸的可能,但戒烟者不要因此灰心气馁,就像高血压患者血压正常后又升高一样,可以在医生的指导下改进戒烟计划,分析复吸的原因,吸取戒烟失败的经验教训,力争下一次成功。

最后,需要强调的是,戒烟意识非常重要,戒烟者一定要意识到吸烟对健康的危害很大。戒烟意愿越强烈,戒烟成功的可能性越大,再加上戒烟药物的辅助及医生的支持,可以帮助你成功戒烟。

(时国朝)

—— 专家简介 ——

时国朝

时国朝,上海交通大学医学院附属瑞金医院呼吸科主任、感染病和呼吸病研究所副所长,主任医师、博士生导师,上海交通大学医学院慢性气道疾病诊疗中心副主任。

中华医学会结核病学分会委员,上海市医学会呼吸病学专科分会委员兼秘书、控烟学组组长、哮喘学组副组长,上海市医学会结核病学专科分会委员兼秘书。

擅长呼吸系统疾病的基础和临床研究。

五、远离香烟，防患于未然

人人都知道"吸烟有害健康"，吸烟导致的各种疾病已经成为人类健康的一大威胁。因此，世界卫生组织把每年的 5 月 31 日定为"世界无烟日"，各学术团体也在无烟日前后发起各种宣传活动，努力劝导人们远离烟草。

香烟燃烧的烟雾被吸入呼吸道，呼吸系统是首当其冲的"受害者"。很多吸烟者即使罹患呼吸系统疾病，也不舍得丢掉手中那支烟。殊不知，这样一边"治病"一边"致病"，不仅经济负担增大，还影响相关疾病的治疗效果。

吸烟已被认为是肺癌的首位危险因素，每日吸烟量越大、吸烟持续时间越长、吸烟初始年龄越小、戒烟时间越短，患肺癌的危险性就越大。相关研究显示，同为肺癌患者，是否吸烟不仅影响发病机制，从靶向药物治疗中的获益也不同。

近年来，全球结核病发病率回升，吸烟也与肺结核关系密切。吸烟不仅会增加肺结核发病的危险，还会导致抗结核治疗效果下降，并发肝功能损害概率增高。这是因为烟雾中的许多成分会影响抗结核药物的血药浓度，减弱其对结核杆菌的冲击治疗作用。这是吸烟导致肺结核治愈率低的重要原因。同时，吸烟还可致肺结核患者抗结核药物性肝功能损害出现率升高，这可能与卷烟的烟雾中含有大量自由基，导致肝脏解毒酶活性下降，加重抗结核药物的肝功能损害有关。此外，烟雾中毒性成分主要被肝微粒体酶氧化代谢，肝功能损害时其半衰期明显延长，这又使致肝功能损害的因素难以消除，进入恶性循环。

吸烟与哮喘的关系也日益受到重视。与不吸烟的哮喘患者相比，吸烟的哮喘患者的哮喘发病率和病死率均较高，其临床症状更加严重且难以控制，对糖皮质激素治疗的敏感性降低，需要更多的药物才能控制哮喘发病。有确切数据表明，吸烟的慢性哮喘患者戒烟后，应用糖皮质激素治疗的疗效增加，表现为肺功能改善、气道高反应性降低。

除了上述疾病，慢性阻塞性肺疾病、间质性肺病、下呼吸道感染、肺血栓栓塞症等，均和吸烟密切相关，戒烟在多种治疗建议中均占据重要位置。希望读者朋友们不要吸烟，远离吸烟引起的疾病困扰；更希望已经罹患吸烟相关疾病的患者赶紧揿灭手中的香烟，积极配合医生，争取最佳治疗效果。

（戴然然　时国朝）

六、我是尼古丁

大家好,我是尼古丁,俗名烟碱,是烟草的重要成分。其貌不扬的我本就是一种难闻、味苦、无色透明的油质液体,但挥发性强,很容易通过口、鼻、支气管黏膜被机体吸收,粘在皮肤表面的亦可渗入体内被吸收。我的味道虽然难闻,但我却可以与尼古丁乙酰胆碱受体结合,使人大脑中的多巴胺增加,产生幸福感和放松感,从而让吸烟者们产生依赖。人们通常难以克制自己,对我爱不释手。

当我进入人体后,会让四肢血管收缩、心率加快、血压上升、呼吸变快,让人们情绪稳定或精神兴奋。我能促进血小板凝集,是冠心病、高血压、脑卒中等心脑血管疾病的帮手。我还能刺激人体周围神经系统,释放抗利尿激素,从而使代谢产物不能及时排出,让药物蓄积,甚至导致中毒。我也会在人体中过多地消耗合成维生素 C、维生素 B_6 和维生素 B_{12} 所需的无机盐和各种必需营养物质,从而间接影响药物治疗。我的行动很敏捷,当我进入人体内后,经由血液传送,并可通过血脑屏障,吸入后只需 7 秒即可到达脑部,2 小时后才逐渐消失。

吸烟者每吸一支烟,大约摄入 3 毫克的我。鉴于我强大的功能,即使如此少的数量,也会使血管收缩、心率增快,并影响中枢神经系统。当我在吸烟者血液中的含量下降时,吸烟者会在 48~72 小时出现戒断症状。这些症状令人感到很不愉快,因此大多数吸烟者会选择重新吸烟,以便增加我在血液中的含量。

我这么可怕,那么就让我来透露一下,如何才能远离我。世界卫生组织给出的戒烟十大建议为:①确定一个停止吸烟的日期并严格遵守。②不必担心停止吸烟后的戒断症状,这些症状会在 1~2 周消失。③扔掉烟灰缸、未开封的香烟、火柴和打火机等。④多喝水,可以在伸手可及处随时准备一杯水。⑤用不买烟而省下的钱去买自己特别想要的东西。⑥加强体育锻炼。⑦改变习惯,避免经过自己平时买烟的商店。⑧不把愁事或喜事作为"就吸一口"的借口。⑨戒烟后并非都会发胖,若担心自己发胖,请随时注意饮食或增加业余活动。⑩不必为将来担忧,一天不吸烟,对自己、对他人都是好事。

为了大家的健康,请大家远离我吧!

(陈海华 时国朝)

七、"烟枪"警官成功戒烟

　　坐诊戒烟门诊已经七年了,有些朋友得知我是个"戒烟大夫"后常常问我:"真有人来戒烟吗? 戒烟这么难,能戒掉吗?"实话实说,主动来门诊寻求戒烟帮助的吸烟者并不多,但确实也有一些"资深烟民"在我的帮助下顺利地戒烟了。例如我的同学大伟。

　　大伟是个警官,也是个"老烟民"。去年十一月的一天,他陪他父亲来看病,老爷子患的是慢性阻塞性肺疾病,复查了胸部 CT 后,我给开了些药。末了,我习惯性地问了一句:"老爷子没再抽烟吧?"老爷子说:"没有,现在闻到烟味儿都要咳嗽。"话头一转,说到大伟了,我说:"你也该戒烟了。"大伟一听,马上把头摇得像个拨浪鼓:"干我这行戒不了烟的,常常值班到半夜,不吸烟这日子怎么过。""我们医生一样值班,都不抽烟的。"听我这话,大伟声音低了下去,说了一句"我也知道吸烟不好,就是这工作……"老爷子发话了:"知道吸烟对身体不好,就该戒烟,别找什么借口,我戒烟就是太晚了。""想戒烟,随时来找我啊,我是戒烟医生。"道别的时候我是这么说的。

　　没想到仅仅过了 2 周,大伟就来找我了,同时手里拿着一份体检报告。"刘医生,您快帮我看看,这周体检,胸部 CT 检查报告写了一大串。"拿过报告,我认真看了起来。别看大伟刚刚四十出头,这肺上确实有问题,又是肺大泡,又有肺气肿,还有一个微结节,幸好肺功能基本正常。看完报告我告诉大伟:"你的肺确实有问题,这些问题都和吸烟有关,但是目前为止还不会危及生命,也不会影响生活,不过这些问题发展下去,迟早会影响到你的健康。"大伟不明白,为什么有肺气肿,却没有气喘的感觉,而且肺功能检查也正常。我告诉大伟:"人的肺有很强的代偿功能,即使有一小部分肺不工作了,也不会明显感觉不舒服。你现在的肺气肿并不严重,而且年纪不大,当然不会感到气喘。但是随着吸烟对肺组织的持续破坏,加上年龄增大,肺功能会逐渐下降,气喘等症状都会慢慢出现。很多人年轻的时候吸烟,老了就喘,你家老爷子就是一个例子,他的慢性阻塞性肺疾病主要就是吸烟'吸'出来的。而且随着烟龄的增长,肺癌的发病概率也会越来越大,你肺上的微小结节也得引起警惕。"大伟仍旧一脸担忧:"我知道吸烟不好,我其实也戒过烟,可每次最多坚持 3 天,屡战屡败,索性就不去戒烟了。你说说,我现在戒烟还来得及吗？有什么办法可以帮助我戒烟？微小结节、肺气肿可以吃药吗？"

面对大伟的一堆问题，我索性静下心来，一条一条地向他解释。

第一，他肺上的问题确实和他这些年吸烟有着密切的关系，但无论什么时候，戒烟都不晚。戒烟可以延缓肺气肿的加重，减慢肺功能的下降速度，可以说戒烟是目前改善他肺部问题最有效的，甚至是唯一的方法。

第二，烟草成瘾是一种成瘾性疾病，不是单单凭借自己的意志力就可以戒烟的。戒烟需要药物、心理等多个方面的干预手段才能成功。近几年，上海市正在组织公务员戒烟大赛，参加这种活动就是一种很好的戒烟方式。

第三，目前为止，像他这种程度的肺气肿、肺大泡、微小结节都不需要吃药，也没有什么药物可以治疗，平时注意避免用力屏气的动作，定期复查胸部 CT 就可以了。

听完我的一席话，大伟抬起头，长舒了一口气说道："刘医生，帮我戒烟吧，希望这次我能成功！""能！一定能！"我斩钉截铁地回答，"现在，咱们马上做个烟草依赖评估吧……"

3 个月的时间，大伟每天做运动，同时配合使用戒烟药物，常常和我煲电话粥聊戒烟的感受。他从原来的一天两包烟，到一包，到半包，终于完全戒烟了！现在他常在微信上向我"汇报"他的戒烟体会。最近的"汇报"是："这个新年，我可一支烟都没抽！"

（刘宏炜　时国朝）

八、"迈开腿"有助戒烟

我国作为世界最大的烟草生产国、消费国,吸烟率一直居高不下。戒烟本该是一件刻不容缓的事情,却因为种种原因变得步履艰难。仅通过传输"吸烟有害健康"的理念劝诫吸烟者,收效甚微。因此,戒烟不能光靠喊口号,必须拿出实实在在、行之有效的方法才行。

戒烟的治疗介入复杂,需要多方面的考虑。尼古丁替代治疗、电话咨询、戒烟门诊规范化管理、青少年戒烟的联合治疗等,均有助于提高戒烟成功率。一些研究者还提出,应该将戒烟与运动联合起来。英国研究人员曾做过一项试验:把吸烟者随机分为"运动组"及"被动组",并要求运动组的人从事快步走或骑自行车运动,被动组的人则看视频或只静静地坐着。受试者表示,运动之后,想吸烟的欲望比之前减少了。研究人员指出,尽管运动是否有助于吸烟者完全戒烟还不清楚,但运动可以分散注意力,主动的运动更能改善人的情绪,使他们对烟草的渴望减少。其内在的作用机制可能是烟草中的尼古丁通过烟雾进入人体后,能够刺激人体内多巴胺的释放增加,使人产生愉快感,而运动会刺激人体产生更多的多巴胺,也会使人产生愉快感,每当想抽烟的时候,参与运动可以转移注意力,减少吸烟量。此外,戒烟过程中,戒断症状是不可忽视的心理和生理反应,运动释放的多巴胺等可减轻这一症状。且运动可帮助减轻体重,调适负面情绪,有利于降低复吸率,使戒烟变得更容易。常规戒烟方法联合运动不失为一项"完美"戒烟计划。

有氧运动最为合适,如散步、慢跑、骑自行车、游泳等,运动时间可为 1 小时,运动强度为中等强度。建议经专业戒烟人士指导,充分衡量个体的整体状况、活动能力及心肺功能后进行。

(周剑平　时国朝)

哮 喘

九、吸烟是导致难治性哮喘的关键因素之一

　　支气管哮喘(简称哮喘)是一种常见的慢性呼吸道疾病,全世界约有 3 亿人患此病。近年来,随着哮喘规范化诊治的开展,哮喘的总体控制水平得到了极大的提高,很多哮喘患者白天没有任何哮喘症状,夜间也很少因喘息憋醒,生活质量不受影响,跟健康人无异。但仍有少数哮喘患者,他们即使应用了很高剂量的控制性药物,如吸入糖皮质激素和长效支气管扩张剂(舒利迭、信必可)、孟鲁司特(顺尔宁)、茶碱等,哮喘仍然得不到良好的控制,白天气喘,夜间不能安眠,需反复就诊、住院治疗,这不仅导致治疗费用增加,还严重影响哮喘患者的生活质量,甚至危及生命。我们把这部分哮喘称作"难治性哮喘"。虽然难治性哮喘只占哮喘的 5％左右,但却给患者本人、家庭和社会造成沉重的负担。

　　导致哮喘难以控制的因素是多方面的,诱发哮喘发作的危险因素没有很好地去除可能是哮喘难以根治的最常见原因,例如室内外环境(花粉、尘螨、异味等)、反复呼吸道感染、某些药物应用(阿司匹林)、职业暴露、合并某些其他病症(如过敏性鼻炎、鼻窦炎、胃食管反流、肥胖)等。只有充分避免上述危险因素或治疗相关病症,才能有效地控制哮喘。

　　吸烟不仅是哮喘的诱发因素,也是难治性哮喘的重要诱因。主动吸烟和被动吸烟(二手烟)的哮喘患者均比不吸烟的哮喘患者症状更严重、发作次数更多、肺功能减退更快。英国的一项研究显示,与从未吸烟者相比,当前仍吸烟的哮喘患者哮喘症状控制不佳的可能性增加 4 倍,甚至还要多,且吸烟量(支数)越多,哮喘症状的控制状况越差。据统计,前来急诊就诊的哮喘急性发作患者中,35％有吸烟史。此外,女性孕期吸烟及产后吸烟,可显著增加新生儿出现哮喘样症状的风险。

　　吸烟使哮喘患者对吸入或口服糖皮质激素出现抵抗或反应降低,也会影响茶碱类药物的代谢,导致其半衰期较不吸烟者缩短 50％左右。

糖皮质激素是目前治疗哮喘最有效的药物。糖皮质激素通过体内的一种酶——组蛋白脱乙酰酶2(HDAC2)发挥它治疗哮喘的作用,但吸烟可显著降低体内 HDAC2 的含量,这当然会导致糖皮质激素的疗效下降。英国的一项研究显示,父母吸烟的新生儿,体内 HDAC2 减少54％。

吸烟的哮喘患者一旦戒烟,将大大有助于哮喘病情的控制。戒烟不仅减少了香烟烟雾对呼吸道的直接刺激,也减少了机体对糖皮质激素的抵抗,这无疑将改善患者的肺功能,改善患者的生活质量。据丹麦的一项研究显示,戒烟后呼吸道对外界的敏感性显著降低,哮喘控制评价显著改善。但很多哮喘患者虽然喘息声声,却依旧不能戒除烟瘾。

笔者也有一些仍在吸烟的哮喘患者朋友,他们将哮喘控制的全部希望寄托在医生的用药上,希望医生用最好的药物控制他们的哮喘病情,却从不戒烟。这实际上是一种本末倒置的错误想法。哮喘的治疗,去除发病诱因最为关键! 如果哮喘的根本病因或诱因未去除,无论用哪种药物,疗效都会大打折扣。同时,戒烟能使哮喘病情得到控制,既能节省医药费,又能减少购烟的费用,一举两得,何乐而不为?

为了您和家人的健康,今天就开始戒烟吧!

(戴然然　瞿介明)

十、"胸闷"也可能是哮喘惹的祸

老王最近胸闷有半年了，老是觉得透不过气来，吸气吸不到底，胸口像被一块石头压住一样，还觉得有点心慌、胸痛。老王以为自己患了心脏病，可自行吃了治疗心脏病的药，病情一点也没好转。

老王着急了，连忙到医院去检查，医生发现他患有过敏性鼻炎，胸闷经常在夜间或清晨时发作，不伴有咳嗽、咳痰，两肺没有哮鸣音，胸片、心电图检查也都是正常的。医生又给他做了肺功能检查，发现支气管舒张试验阳性，从而确诊"支气管哮喘"，给予相应治疗后，老王很快就觉得胸口"松了绑"，呼吸变得自由而顺畅。

支气管哮喘是呼吸系统最常见的慢性疾病之一。世界上哮喘发病率几乎每10年就增加50%，哮喘在世界范围内已成为发病率上升最快的疾病。

哮喘是一种以嗜酸性粒细胞、肥大细胞反应为主的呼吸道慢性炎症。哮喘给人的印象通常是：反复发作的呼吸困难，呼吸时有喘鸣音。正因如此，一些非典型哮喘容易被人忽视，有些患者没有明显喘息症状，仅表现为发作性胸闷或顽固性咳嗽，常被误诊而导致病情迁延不愈。

胸闷变异性哮喘与典型哮喘相比，存在以下几个特征。

（1）病史较长，胸闷为唯一症状，肺部听诊无明显异常，易被忽视和误诊。

（2）呼吸道嗜酸性粒细胞炎症较轻。

（3）存在较明显的焦虑、抑郁情绪，需要进行心理干预。

（4）使用支气管扩张剂或糖皮质激素治疗有效。

因此，如果遇到有下列表现的患者，要高度怀疑胸闷变异性哮喘，及时进行相关检查以明确诊断并进行规范化治疗：①胸闷在夜间或清晨发作，由情绪激动或紧张等诱发；②有哮喘家族史或过敏史；③有密切接触烟草等职业暴露史；

④胸闷症状可自行缓解。

胸闷变异性哮喘的预防措施与典型哮喘一样,首先要避免接触过敏原。患者在进行户外活动时,要戴上口罩,注意保暖,可戴围巾或穿高领上衣加强对咽喉部及前胸部的保护。忌烟酒,避免食用刺激性食物。体质较好的患者可进行适当的体育锻炼,坚持进行瑜伽、游泳等节奏慢的有氧活动,对调理呼吸功能大有裨益。加强营养,多吃富含蛋白质、维生素、微量元素的食物,如瘦肉、蛋、豆制品以及新鲜蔬菜、水果等。避免过度疲劳,保证充足的睡眠。

除了进行必要的药物治疗外,不可忽视心理治疗的作用。避免情志刺激、过度紧张、焦虑,尤其是忧虑、委屈和气恼可导致发作次数增加、病情加重。

（商　艳　郭雪君）

—— 专家简介 ——

郭雪君

郭雪君,上海交通大学医学院附属新华医院呼吸内科主任,主任医师、博士生导师。

中华医学会呼吸病学分会委员,上海市医学会呼吸病学专科分会副主任委员、哮喘学组组长。

擅长哮喘和慢性阻塞性肺疾病(COPD)的规范化治疗,肺癌、肺血管疾病(含肺栓塞)的诊疗以及呼吸系统疑难疾病的 X 线影像学诊断。

十一、易被误诊的咳嗽变异性哮喘

咳嗽变异性哮喘是一种特殊类型的哮喘,以咳嗽为其唯一或主要临床表现,无明显喘息、气促等症状,但有气道高反应性,往往被误诊为"支气管炎"。近年来,这一疾病逐渐引起了国内外学者的注意。大量临床研究证实,咳嗽变异性哮喘是引起慢性咳嗽的主要病因。其特点包括:①表现为刺激性干咳,常持续或反复发作超过 1 个月,通常咳嗽比较剧烈,以夜间咳嗽为重要特征,感冒、冷空气、灰尘、油烟、大笑或咳嗽本身都容易诱发或加重咳嗽;②查体无明显肺部阳性体征;③患者多有较明确的家族过敏史或伴有其他部位的过敏性疾病史,如过敏性鼻炎、湿疹等;④支气管舒张试验或支气管激发试验阳性,呼气流量峰值(PEF)昼夜变异率大于 20%,提示患者存在气道高反应性;⑤常规抗感染治疗无效,使用支气管扩张剂或糖皮质激素可有效缓解咳嗽症状。

咳嗽变异性哮喘的病因复杂,主要由呼吸道慢性非特异性炎症使支气管黏膜肿胀、某些致病因子刺激呼吸道上皮下的咳嗽受体引起。有学者指出,咳嗽变异性哮喘主要是大气道狭窄引起,由于此处咳嗽受体极丰富,故表现为以咳嗽为主;而典型支气管哮喘因炎症既作用于大气道,又作用于周围气道,除产生咳嗽外,还会出现喘息及呼吸困难。

1/3~1/2 未经治疗的咳嗽变异性哮喘患者会发展为典型的支气管哮喘,也有少数患者咳嗽逐步自行缓解。对儿童来说,咳嗽可能只是哮喘的唯一表现,若缺乏适当的早期治疗,往往会发展成更严重的哮喘状态。由于咳嗽变异性哮喘的本质同典型哮喘一样,是因过敏原或其他诱因引起的呼吸道慢性非特异性炎症,以及在此基础上形成的气道高反应性和顽固性咳嗽,故治疗原则和典型哮喘一样。

（余 莉 郭雪君）

十二、规范化治疗可减少哮喘急性发作

哮喘是一种慢性呼吸道炎症性疾病,常反复发作,严重危害人类健康。但只要经过规范化治疗,近80％的哮喘患者病情得到非常好的控制,工作、生活几乎不受影响。

有些哮喘患者反复急性发作,发作时需使用大剂量的激素和茶碱类药物才能使病情得到控制,当症状缓解后即停止治疗,不久后会再次发作。其哮喘控制不好的主要原因是治疗不规范。哮喘的慢性炎症持续存在于疾病的整个过程中,因此需要长期的抗炎治疗,以预防哮喘急性发作。哮喘好比一座巨大的"冰山",而哮喘的症状只是"冰山"露出海面的一角,治疗哮喘不能只针对"冰山"的一角,而要覆盖整座"冰山",包括控制哮喘症状、改善肺功能、减轻呼吸道慢性炎症、降低呼吸道反应性及预防气道重塑。这样的规范化治疗才能使哮喘患者的病情得到良好控制,提高患者生活质量。

使用一种药物、一种疗法的短期治疗是不可能使哮喘得到长期控制的。哮喘急性发作时,患者由于气促、呼吸困难而迫切希望医生帮助缓解痛苦,在接受治疗时,大多能积极配合;一旦病情缓解,就不再坚持治疗,甚至完全停止治疗,这样必然导致哮喘反复发作。患者必须认识到,哮喘的治疗是一项长期的任务,只有重视平时的预防和规范化治疗,才能大大减少急性发作的次数,减轻痛苦,降低死亡危险,降低医疗费用支出。

哮喘的治疗药物包括吸入糖皮质激素、长效和短效支气管舒张剂、茶碱类药物、白三烯调节剂几类。长期治疗中该用什么药、效果不佳时如何调整、什么时候加量、什么时候减量等个体化治疗细节其实都是哮喘治疗中的重要环节。患者要达到控制哮喘的目的,就要根据自己的具体情况,在医生指导下选择合适的用药组合、用药剂量,并在不同阶段调整治疗内容。

只有遵医嘱接受规范化治疗,才可以较好地控制哮喘症状,患者也可以像正常人一样生活、工作和学习。

(彭 娟 郭雪君)

十三、空气污染与哮喘

空气污染会诱发或加重哮喘，这一点是毋庸置疑的，也是全球范围内关注的热点问题。空气污染包括室内空气污染和室外空气污染两个方面。

室内空气污染

随着社会的进步，人们的居住条件有了明显的改善，但同时也为健康埋下了隐患。楼房单元密集，居室相对封闭，尤其是不通风的居室内空气流动少，加之有限空间内装修过度、大量使用多样化的化学装饰材料、燃烧煤气或天然气、铺设地毯等，加重了室内的空气污染。另外，随着计算机广泛进入家庭，显著延长了人们在居室中逗留的时间，使得室内的刺激因素对哮喘患者的影响越来越严重。因此，哮喘患者的房屋设计应尽量通风，装修应以天然材料为主，不宜使用地毯。在住进新装修的房屋之前，应尽可能长时间通风，使装修材料中的有害物质充分挥发。还可以通过使用加热设备提高室内温度以及清水擦拭的方法，加速屋内有害物质（如甲醛）的排出。厨房应有良好的排烟设施，哮喘患者尽量不要烹饪，避免接触油烟。在室外空气质量良好的时候，哮喘患者应开窗通风，并适时进行户外活动，避免长时间逗留在室内。

室外空气污染

室外空气污染主要包括来自工厂的工业烟雾、光化学烟雾、农业生产活动中大量使用农药等造成的大气污染。随着人们生活习惯的改变，使用汽车代步，由此产生的汽车尾气污染也不容小觑。近几年，雾霾天气频发，被污染的空气中含有大量的二氧化硫、一氧化碳、二氧化氮、臭氧、可吸入颗粒物等有害物质，可以诱发或加重哮喘。尤其是空气中直径小于或等于 2.5 微米的细颗粒物，是可入肺颗粒物，即 $PM_{2.5}$，这些细颗粒物的直径不到人头发丝粗细的 1/20，一旦被吸入，很难清除出人体，是造成呼吸道疾病的重要危险因素。

因此，哮喘患者在出行前，应注意气象部门提供的空气污染指数。空气污染指数是根据空气中可吸入颗粒物、臭氧、二氧化氮和二氧化硫等常见污染物的浓度综合计算所得。如果空气污染指数升高，特别是 $PM_{2.5}$ 升高时，应尽量避免出行,必需出行时应带上能够过滤 PM$_{2.5}$的专业口罩。对于室外空气污染,需要国家有关部门切实采取措施保护环境,避免环境进一步恶化。我们每个人都要从身边的小事做起,例如不开车,提倡绿色出行,为保护我们的生存环境和自身健康作贡献。

(聂小蒙　白　冲)

○ 摘编自《支气管哮喘防治必读》2014 年 10 月

—— 专家简介 ——

白　冲

　　白冲,海军军医大学附属长海医院呼吸与危重症医学科主任,主任医师、教授、博士生导师。中华医学会呼吸病学分会委员,上海市医学会呼吸病学专科分会副主任委员、肺癌学组组长。擅长肺部肿瘤的诊断和综合治疗、慢性呼吸道疾病的临床和基础研究,在呼吸系统疾病介入诊疗领域贡献突出。

　　聂小蒙,海军军医大学附属长海医院呼吸与危重症医学科副主任医师,副教授、硕士生导师。上海市医学会呼吸病学专科分会肺功能学组委员,中国肺癌防治联盟青年委员会委员。擅长哮喘等慢性呼吸道疾病的诊断与规范化治疗、肺部肿瘤的早期诊断及多学科治疗、经支气管镜介入诊断及治疗。

十四、月经性哮喘与激素的关系

很多女性哮喘患者会有这样的疑问："大家都说哮喘和过敏有关,可是每次月经来时,我就会哮喘发作。是否除了过敏以外,哮喘还和激素水平高低有关?"这两者确实有关系。30%的女性哮喘患者的哮喘发作和内分泌失调有关。患者在经前 5 天左右感到哮喘有蠢蠢欲动的发作趋势,月经结束后 3 天才逐渐好转。这种状况在老百姓的口中被称为"月经性哮喘",医学上称之为"围月经期哮喘"。

有些人的哮喘发作虽然不像月经一样准时、有规律,但每到月经期就会或多或少加重哮喘症状。这与体内激素水平波动有关。孕酮有扩张血管的作用,前列腺素 $F_{2\alpha}$ 则有收缩血管的作用。围月经期哮喘患者在月经周期的黄体期时,孕酮偏低,前列腺素 $F_{2\alpha}$ 偏高,呼吸道更易痉挛。

对围月经期哮喘患者来说,经前的预防治疗是至关重要的。这种预防治疗是指在月经来潮前 1 周左右时,在哮喘的规范化治疗基础上,给予激素(孕酮)补充治疗。激素补充治疗一直持续到月经期结束为止。由于每个人的激素水平有差异,孕酮的补充剂量应在检查的基础上进行个体化制订。因此,如果女性哮喘患者有月经前容易哮喘发作的状况,不妨查查激素水平,以便更好地进行治疗。

围月经期哮喘和体质强弱关系不大,但和患者机体的免疫功能、精神状态和过敏状态有关。精神紧张、过度疲劳都会诱发或加重围月经期哮喘。有意识地放松心情、注意休息,能减轻哮喘发作程度。

（朱惠莉）

○ 摘编自《现代家庭》2017 年第 4 期

—— 专家简介 ——
朱惠莉

朱惠莉,复旦大学附属华东医院副院长、呼吸内科主任医师。

中华医学会呼吸病学分会慢性阻塞性肺疾病学组委员,上海市医学会呼吸病学专科分会委员、慢性阻塞性肺疾病学组组长,上海市康复医学会呼吸康复专业委员会主任委员,中国医师协会呼吸医师分会委员。

擅长慢性呼吸道疾病、肺癌和呼吸危重症等的诊断与治疗。

咳 | 嗽 |

十五、感冒后持续咳嗽怎么办

　　大部分人在感冒后,随着鼻塞、流涕等症状的消退,伴随的咳嗽也会逐渐消失。但有部分患者在发热和其他呼吸道感染急性期症状消失后,咳嗽症状持续时间较长。此时,可能是患了感冒后咳嗽,也叫感染后咳嗽。

　　患者在咳嗽前有明确的感冒史和相应的症状,如发热、全身酸痛、鼻塞、流涕、咽喉痛和声音嘶哑。咳嗽可与这些症状同时出现或在其消退后出现,呈阵发性或持续性,常在吸入冷空气、油烟时或在清晨起床、晚上睡觉时明显加剧,多为干咳或咳少量白黏痰。咳嗽剧烈时可有恶心和呕吐,影响患者的休息和睡眠,甚至引起胸腹肌疼痛、肋骨骨折或晕厥。女性患者也可由咳嗽引发尿失禁。病程持续 3～8 周,极少部分患者咳嗽迁延 2 个月以上。这种咳嗽使用抗生素治疗无效,但病程呈自限性,多在 2 个月内自行缓解并逐渐消失。医生做体格检查时肺部无明显异常,血液化验、X 线胸片和肺功能检查等也是正常的。

　　若咳嗽发生在感冒后,病程为 3～8 周,患感冒后咳嗽的可能性很大,应该及时到医院就诊。医生会根据具体病情,检查血常规和 X 线胸片等,在排除其他相关疾病的基础上,最后确立感冒后咳嗽的诊断。

　　由于感冒后咳嗽可自愈,症状轻微者往往不需要治疗。但咳嗽剧烈者需药物治疗,及时控制咳嗽,减轻患者痛苦,改善生活质量。

　　抗组胺药和减充血剂是治疗感冒后咳嗽的首选药物。多选用价格适中的复方制剂,在发挥药物间的协同或相加作用、获得良好镇咳效果的同时,降低每一药物的剂量,减少药物不良反应的发生率或严重程度。现有的复方制剂种类较多,如复方甲氧那明胶囊(阿斯美)和美敏伪麻溶液(惠菲宁)等,可根据患者的具体情况和药物的可获得性,在医生的指导下选择使用。

　　适当服用镇咳药物对缓解咳嗽症状也有帮助。无依赖性和耐受性的中枢性镇咳药右美沙芬在临床上应用最多,剂量为 15～30 毫克口服,每日 3～4 次。复方甘草片剂或口服液镇咳效果肯定,与抗组胺药、减充血剂联用可以增加疗效。

咳嗽剧烈时,可短时口服可待因药物制剂等以快速控制症状,但应注意该类药物的成瘾性和呼吸抑制作用,老年患者应慎用。有痰多且黏稠不易咳出的支气管扩张症或严重的慢性阻塞性肺疾病者,不宜使用强度较大的镇咳药治疗。

长期的临床实践发现,使用中药治疗感冒后咳嗽效果也十分显著。如临床研究已经证实,苏黄止咳胶囊能有效治疗感冒后咳嗽。剂量为每次 3 粒,口服,每日 3 次,疗程 7 天。

其他治疗措施包括多喝水、饮食清淡、注意休息等。

（邱忠民）

○ 摘编自《中国社区医师》2012 年第 40 期

— 专家简介 —

邱忠民

邱忠民,同济大学附属同济医院呼吸内科主任,主任医师、教授。

中华医学会呼吸病学分会哮喘学组委员,上海市医学会呼吸病学专科分会委员,上海市医师协会呼吸内科医师分会委员。

擅长慢性咳嗽和哮喘的诊疗。

十六、慢性咳嗽可由鼻部疾病引起

鼻部疾病常是慢性咳嗽的"元凶"，由慢性鼻炎或鼻窦炎等引起的以慢性咳嗽为突出表现的病症，称为上呼吸道咳嗽综合征（UACS）。其中，由过敏性鼻炎引起者多见，也可由非过敏性鼻炎引起，由慢性鼻窦炎引起者相对少见。

UACS 的症状依基础疾病不同而有所差异。由慢性鼻炎引起者多为慢性干咳，白天明显，可有白黏痰；由慢性鼻窦炎引起者还可有黄脓痰。多数患者常有鼻涕倒流进咽喉或粘在咽喉部的感觉，需要频繁清喉，严重者还会有咽喉异物感或梗阻感，甚至呼吸不畅。由过敏性鼻炎引起者常伴有鼻塞、鼻痒、打喷嚏和流清涕的表现；由慢性鼻窦炎引起者还可有脓性或黏液脓性涕。

医生检查时可发现鼻黏膜苍白或水肿，鼻腔中有清涕或白黏涕，或鼻黏膜充血、肥厚，咽后壁黏膜有特征性的"卵石样"改变，附有白色、黄色的黏性分泌物。有慢性鼻窦炎者鼻窦 X 线片可见鼻窦黏膜模糊不清、厚度增加或鼻窦腔内有液平面。由过敏性鼻炎引起者，可经皮肤过敏原试验等查出相应的过敏原。

有慢性鼻炎或鼻窦炎病史的慢性咳嗽患者，应首先考虑患 UACS 的可能。若伴鼻部有东西向后掉的感觉或反复清喉动作，UACS 的可能性就更大，及时到医院就诊即可明确诊断。

应用抗组胺药、减充血剂是治疗 UACS 的主要措施。由非过敏性鼻炎引起者，第一代抗组胺药（如马来酸氯苯那敏等）效果较好。目前，市面上有多种抗组胺药和减充血剂的复合制剂，应用也很方便，在保证疗效的同时，能减少每种药物的用量，减少药物不良反应的发生。

过敏性鼻炎者，首选镇静作用小的第二代抗组胺药。这类药物品种较多，疗效相似，常用的有氯雷他定和西替利嗪。慢性鼻窦炎者，抗感染为重要的治疗措施，需要在医生指导下口服抗生素，疗程不少于 2 周，必要时进行鼻窦冲洗。经以上治疗无效的患者，可以考虑到医院耳鼻喉科进行鼻窦手术。

鼻腔局部可滴入抗组胺药喷鼻剂和糖皮质激素鼻喷雾剂，以减轻慢性鼻炎和鼻窦炎的鼻部症状。对过敏性鼻炎引起的 UACS，应避免或减少过敏原接触。对咳嗽症状较重而药物治疗无效者，可考虑脱敏治疗。

（邱忠民）

○ 摘编自《中国社区医师》2012 年第 47 期

十七、长期咳嗽应警惕咳嗽变异性哮喘

如果一个人长期反复或持续咳嗽,很容易被误认为患了慢性支气管炎。但大多数的慢性咳嗽并非由慢性支气管炎引起,而咳嗽变异性哮喘则是慢性咳嗽最常见的病因,占慢性咳嗽发病原因的 32%～46%。因此,慢性咳嗽的患者要警惕是否患了咳嗽变异性哮喘。

咳嗽变异性哮喘是一种特殊类型的哮喘,长期或慢性咳嗽是唯一或主要的症状。多为刺激性咳嗽,有日轻夜重的特点,夜间入睡前咳嗽较剧烈,无痰或仅有少许白色黏液痰,以夜间睡眠时咳醒为特征。加重和诱发因素有感冒,运动,吸入冷空气、灰尘、油烟等。病程较长者可呈现反复发作性和季节性特点。除咳嗽症状外,常无其他不适。少部分患者咳嗽剧烈时可有胸闷和轻微气急,多为持续不断咳嗽导致肺通气暂时停顿和体力消耗所致,犹如人在水中闭气时间过长的感觉。肺部体检常无异常,胸部 X 线检查也正常。

咳嗽变异性哮喘不同于典型哮喘,不存在喘息和呼吸困难等表现,因此容易误诊。若未得到及时正确的诊治,不仅咳嗽症状不能缓解,还严重影响患者的日常工作和生活质量,30%～40%的患者可能在 3～4 年内发展成为典型哮喘。因此,慢性咳嗽的患者应及时到医院就诊,排除咳嗽变异性哮喘的可能性。

咳嗽变异性哮喘的治疗和典型哮喘相似,主要为使用支气管扩张剂和吸入糖皮质激素。常用的支气管扩张剂有 β_2 受体激动剂和茶碱,可单独或联合使用。起效时间为数天至 1 周,疗效良好者 2～3 周后咳嗽可完全消失。但由于咳嗽变异性哮喘存在嗜酸性粒细胞性呼吸道炎症,需要吸入糖皮质激素进行呼吸道抗炎,必要时联合长效 β_2 受体激动剂,以保证疗效、减少复发。常用的吸入糖皮质激素药物有丙酸倍氯米松、布地奈德和丙酸氟替卡松;长效 β_2 受体激动剂则有沙美特罗和福莫特罗;白三烯受体拮抗剂对部分患者也有效。使用长效 β_2 受体激动剂和糖皮质激素的复方吸入制剂(如沙美特罗/氟替卡松、福莫特罗/布地奈德)治疗效果更佳,医生会根据具体情况选择使用。治疗时间一般不少于 8 周。

(邱忠民)

○ 摘编自《中国社区医师》2013 年第 1 期

十八、胃食管反流性咳嗽如何治疗

　　胃食管反流性咳嗽是指胃酸和其他胃内容物反流进入食管,导致以慢性咳嗽为唯一或主要表现的综合征,是慢性咳嗽常见的重要病因。胃食管反流性咳嗽的治疗要以控制咳嗽为主,而非改善反酸、烧心和胸骨后疼痛等反流症状。

　　调整生活方式是重要的治疗措施。体重超重的患者应减肥,吸烟者应戒烟。进餐规律,饮食清淡,不宜过饱,除三餐外尽量不吃零食,晚上睡觉前 2～3 小时不吃东西。避免进食酸性和油腻食物,尽量少喝碳酸饮料、酸奶和橙汁等酸性饮料及浓咖啡、浓茶等,以防这些食物和饮料刺激胃酸分泌,加重胃食管反流,对食管及呼吸道黏膜造成损伤。此外,有些药物,如钙离子拮抗剂、茶碱和孕酮等可能加剧反流,也要尽量避免使用。夜间睡眠时垫高枕头有助于减少胃食管反流、缓解咳嗽和其他反流相关症状。

　　目前,药物治疗是胃食管反流性咳嗽的主要治疗方法。最常用的药物是抑酸药,包括质子泵抑制剂和组胺 H_2 受体拮抗剂等。一般首选质子泵抑制剂治疗,这类药物强大的胃酸分泌抑制作用能有效降低胃食管反流物的酸度及其中的胃蛋白酶活性,减少对食管和呼吸道黏膜的损伤和刺激,减轻咳嗽症状。常用的质子泵抑制剂有奥美拉唑、兰索拉唑、泮托拉唑、雷贝拉唑和埃索美拉唑等,医生会根据药物的可获得性及患者的耐受性和经济条件选择使用。

　　值得注意的是,质子泵抑制剂需要在餐前 30 分钟至 1 小时服用,治疗胃食管反流性咳嗽时使用的剂量也要比单纯治疗胃食管反流时大,以保证治疗效果。

　　抑酸药不良反应较少,药物安全性有保障。但因胃酸分泌抑制,致病菌容易在上消化道繁殖,可能增加患社区获得性肺炎的风险,或因肠道钙吸收障碍增加骨质疏松和骨折发生的可能性,应引起注意。

　　胃食管反流性咳嗽常伴有食管运动功能异常,不仅易发生反流,而且反流物在食管内停留的时间延长,增加对食管黏膜的刺激。给予促动力药可在一定程度上促进食管蠕动和胃排空,从而增强抗反流效果。常用的促动力药有甲氧氯普胺(胃复安)、多潘立酮(吗丁啉)和莫沙必利,多与抑酸药联用。

(邱忠民)

○ 摘编自《中国社区医师》2012 年第 31 期

慢|阻|肺|

十九、慢阻肺急性加重的预防

慢性阻塞性肺疾病(简称慢阻肺)是一种常见病、多发病。我国 40 岁以上人群慢阻肺的患病率为 8.2%，患者总数约 4000 万。其中每年有几百万慢阻肺患者反复发生急性加重(或称急性发作)，因慢阻肺急性加重而死亡的人数每年有 100 万以上。慢阻肺给患者、家庭和社会带来巨大的负担，采取有效的预防措施，对减少慢阻肺急性加重十分重要。

首先，要正确认识急性加重。慢阻肺急性加重是指患者症状较平时严重，并持续恶化，需要改变原有的基础用药治疗才可以控制病情。患者在短期内咳嗽、咳痰、气短和(或)喘息加重，痰量增多，呈脓性或黏液脓性，可伴有发热等表现。根据患者的基础用药史、合并的其他疾病、现有的症状等，将慢阻肺急性加重分为轻度、中度和重度。轻度急性加重患者可以通过增加药物在家治疗，中、重度急性加重患者则需到医院急诊或住院治疗。

慢阻肺急性加重主要是患者本身的宿主因素和外界的环境因素相互影响的结果。宿主因素有过度疲劳、感冒等，此时人体抵抗力下降、免疫功能减退。此外，合并有其他慢性疾病，如糖尿病、冠心病、心功能不全等，也是慢阻肺急性加重的诱因。引起慢阻肺急性加重最常见的环境因素是呼吸道感染，包括病毒和细菌感染。吸烟和空气污染也是慢阻肺急性加重的常见诱因。

戒烟、减少职业粉尘和化学物质的吸入、减少室内外空气污染是预防慢阻肺急性加重的重要措施。慢阻肺患者在雾天不要进行室外锻炼；外出时戴口罩，减少吸入空气中的粉尘颗粒。

此外，药物治疗也很重要。慢阻肺患者应在医生指导下规律地使用药物治疗，以减少慢阻肺急性加重的发生。治疗药物主要为吸入的长效支气管扩张剂，如噻托溴铵、福莫特罗，或者口服茶碱。也可使用吸入糖皮质激素加长效支气管扩张剂的复合制剂，如沙美特罗/氟替卡松、福莫特罗/布地奈德。咳痰不畅、痰液黏稠者，需加用一种祛痰药物。

伴有缺氧、二氧化碳潴留的重度慢阻肺患者,除了药物治疗,还应进行家庭氧疗和呼吸机辅助治疗。

对于经常急性加重的慢阻肺患者,可以采取一些免疫预防措施,如每 5 年接种一次肺炎球菌疫苗、每年接种一次流感灭活病毒疫苗,接种后可有效避免和减少肺炎球菌性肺炎和流行性感冒的发生。每月口服一种免疫调节剂(多种细菌溶解产物)10 天,连续 3 个月,每年 1 次,能增强机体免疫力,有效减少呼吸道细菌感染。

其他的预防措施还有增加营养、保持理想体重、多进行户外有氧运动,如做操、散步、登楼、做腹式深呼吸等,这些简易的康复锻炼方法都是增强体质、预防慢阻肺急性加重的好方法。

总之,慢阻肺急性加重对患者的危害很大。采取积极的预防措施、平时规律地进行药物治疗,可以有效减少慢阻肺急性加重的次数,对于延缓慢阻肺的病情,提高慢阻肺患者的生活质量是很有帮助的。

(周　新)

—— 专家简介 ——
周　新

周新,上海交通大学附属第一人民医院呼吸科学科带头人,二级教授、博士生导师,享受国务院特殊津贴。

中华医学会呼吸病学分会副主任委员、哮喘学组副组长,中国哮喘联盟总负责人之一,中国医师协会呼吸医师分会常委,上海市医师协会呼吸内科医师分会会长,上海市医学会呼吸病学专科分会前主任委员、内科学专科分会副主任委员。

二十、慢性气道疾病患者的春季养生

　　春暖花开、阳光煦暖,这个美好的季节对于一些病友,特别是不幸罹患慢性气道疾病的患者来说,却是一个痛苦难熬的时节。春季天气变化无常、忽冷忽热,花粉等过敏原充斥我们生活的环境,空气中弥漫着 $PM_{2.5}$ 粉尘,这些都让罹患慢性气道疾病的老年患者特别容易病情发作。

　　慢性阻塞性肺疾病,俗称"老慢支"。如果被确诊患上了慢性阻塞性肺疾病,首先要戒烟,不要到人群集中的地方;注意休息和保暖,适当加强营养,预防感冒;可以进行一些力所能及的锻炼,但是应该注意避免在 $PM_{2.5}$ 浓度比较高的日子和时段外出。

　　支气管哮喘也是很常见的慢性气道疾病,很多患者幼年就有反复发病的病史,通常是由于机体对外界物质如花粉、动物皮毛、化学物质甚至冷空气过敏所致。这种疾病发作很有特点,通常是在吸入过敏物质后突然发作。患者轻则感到胸闷不适,重则出现严重的呼吸困难,呼吸特别是呼气时可以听到很大声的哮鸣音。如果治疗及时,症状会迅速缓解,不发作的时候患者生活如常。支气管哮喘患者春季最痛苦,因为空气中到处都是花粉等容易引起哮喘发作的过敏原,所以支气管哮喘患者需要避免太多的室外活动。室内被褥和衣服应洗净并经常曝晒,这样可以杀死里面的微生物,减少过敏原。

　　支气管扩张大多继发于急、慢性呼吸道感染和支气管阻塞后,患者多有麻疹、百日咳或支气管肺炎等病史。临床表现主要为慢性咳嗽、咳大量脓痰和(或)反复咯血。支气管扩张的患者需要注意排出淤积在支气管中的脓痰,经常头低脚高位趴卧在床上进行体位引流,有助于排出痰液;若家人从旁帮助拍背,则能起到更好的效果。春季时,要特别注意预防感冒,可以适当口服一些预防药物,也可以注射一些流感疫苗。

　　相对于以上三种疾病,弥漫性泛细支气管炎因发病率较低而不为人所知,许多患者被误诊为其他疾病多年而得不到正确的诊治。罹患这种疾病的患者常有鼻窦炎病史,症状主要有咳嗽、咳黄脓痰及气喘,症状随着时间推移而逐渐加重。患者 CT 检查的典型表现为双肺弥漫性的结节影,用其他的抗生素治疗常得不到满意的治疗效果,但用大环内酯类抗生素如红霉素、阿奇霉素治疗常效果显著,甚至能够完全治愈。因此,弥漫性泛细支气管炎是一种急需普及相关知识让更多患者得到正确治疗的疾病。春季的时候,患者同样需要注意预防上呼吸道感染,防止病情加重。

（李秋红　李惠萍）

— 专家简介 —
李惠萍

李惠萍,同济大学附属上海市肺科医院呼吸科主任、呼吸病研究室主任,同济大学和苏州大学医学院博士生和硕士生导师。

中华医学会呼吸病学分会委员兼间质病学组副组长,上海市医学会呼吸病学专科分会副主任委员兼间质病学组组长,上海市医学会内科学专科分会委员,华东地区间质性肺病协作组组长等。

二十一、慢阻肺患者如何安全过冬

慢性阻塞性肺疾病(COPD)是一种具有气流受限特征的,可以预防和治疗的疾病。气流受限不完全可逆、呈进行性发展,与肺部对香烟烟雾等有害气体或有害颗粒的异常炎症反应有关。冬季温差、风速、大气压等均处于波动状态,这种多变、干燥的气候使人较难适应,每当冷空气和寒潮到来时,会导致各种病原菌乘虚而入感染机体。COPD患者一旦感染,就意味着急性加重的发生,气喘、咳嗽、呼吸困难加重,甚至发生呼吸衰竭和心力衰竭等。因此,COPD患者最担心过冬。那么,COPD患者如何避免冬季出现急性加重,安全过冬? 遵守以下几点,对患者有益。

(1)戒烟,避免有毒有害气体刺激。吸烟是COPD的最主要危险因素,全球吸烟者中15%~20%患COPD,在我国为24%。80%以上COPD的发生、发展与吸烟有关。对于戒烟措施,关键是心理上戒烟,绝大部分患者只要主观意愿上想戒烟,就能停止吸烟。少数患者需要药物辅助戒烟,可在医院戒烟门诊咨询并处方药物。

(2)保暖防寒,开窗换气,预防呼吸道感染。因COPD患者多体弱,抵抗力低,稍受寒冷刺激,存在于上呼吸道黏膜的细菌或病毒便会乘机侵入黏膜上皮细胞而生长繁殖、产生毒素,引起上呼吸道感染症状,重者可引发肺部感染,使病情恶化。因此,慢阻肺患者冬季和早春要特别注意防止受凉,寒冷天气更要防寒保暖,尽量少到人多拥挤的公共场所去,减少感染机会。

室内要保持一定温度和湿度,这样有利于保持呼吸道通畅。室内还要注意经常开窗换气,这样可以破坏致病原的生长环境,减少致病机会。因COPD患者属易感人群,必要时可以进行流感疫苗、肺炎球菌疫苗等的接种以及定期口服免疫增强剂等。

(3)均衡饮食,改善营养状态。多数慢阻肺患者存在营养不良、消瘦、低白蛋白血症等,致使免疫力低下、易感染,引起复发。国人一向重视食物疗法在养生治病方面的独特作用,"药补不如食补"。COPD患者宜高蛋白质及高维生素饮食,常喝白开水和菜汤,多吃些生梨、葡萄、香蕉、银耳、青菜等滋阴润肺的食品,少吃辣椒、葱、姜、蒜等辛辣燥烈之物。

（4）动静结合，劳逸有度，保持良好心态。COPD 患者需注意防寒保暖，但也不能一直缩在屋里"猫冬"，不敢出门活动。首先要养成良好的生活习惯，起居有节、早睡早起、劳逸结合、保证睡眠。天气晴好时，适度的户外运动有益无害。适当锻炼可提高 COPD 患者运动的耐受性、呼吸困难的感知性以及生活质量。患者可根据自己的体质状况选择合适的锻炼项目，运动后以自我感到舒适为度，避免进行力所不及的活动。有心慌气短者更应掌握好自己的活动量，以减轻心脏负担。

（5）长期家庭氧疗和无创通气，减少急性加重发生。COPD 患者通常存在低氧血症，长期家庭氧疗（LTOT）能持续纠正低氧血症和减缓肺功能恶化，延长慢阻肺患者的生存期，降低病死率。

（6）适当服用免疫调节药物（如多价细菌提取物等）或进行疫苗接种（如肺炎疫苗、流感疫苗等），以增强对特殊病原体的抵抗能力，减少感染机会。急性加重次数减少，生活质量可明显提高。

冬季天气寒冷干燥，除需注意上述几点外，COPD 患者应定期门诊随访，日常配备解痉平喘、止咳化痰药物，适量补水，有痰尽量咳出来，解除呼吸道阻塞。若 COPD 患者出现明显的咳嗽、咳痰加重，痰量增加、气促加剧，出现发热或咳黄脓痰、下肢水肿或夜间不能平卧等，均应及时到医院就诊，避免延误治疗时机。

（李秋红　李惠萍）

○ 摘编自《解放日报》2011 年 11 月 22 日

二十二、慢阻肺就是肺气肿吗

　　通俗地讲,慢性阻塞性肺疾病(COPD)包括两个疾病,即慢性支气管炎和肺气肿。慢性支气管炎临床上以慢性咳嗽、咳痰或伴有喘息为特征,在除外慢性咳嗽的其他已知原因后,患者每年咳嗽、咳痰 3 个月以上,并连续 2 年者可诊断为慢性支气管炎。肺气肿指肺终末细支气管远端气腔出现异常持久的扩张,并伴有肺泡壁和细支气管正常结构的破坏,可表现为活动后气促,在原有咳嗽、咳痰等慢性支气管炎症状的基础上出现逐渐加重的呼吸困难。

　　COPD 的标志性症状是气短或呼吸困难,最初仅在劳动、上楼或爬坡时有气促,休息后气促可以缓解。随着病变的发展,在平地活动时也可出现气促,晚期患者在穿衣、吃饭等日常生活活动时即可发生气促,甚至在静息状态下也会感到气促。患者在受到细菌或病毒感染后往往会发生 COPD 的急性加重,表现为咳嗽、咳痰增加,胸闷、气促加剧,严重时可出现呼吸衰竭(表现为嗜睡或烦躁,日夜睡眠颠倒,以至昏迷),甚至危及生命。

　　除了上述症状外,COPD 有显著的肺外(系统)效应,导致合并疾病的出现。体重减轻、营养异常和骨骼肌功能不良是 COPD 最主要的肺外效应,同时患者发生心肌梗死、心绞痛、骨质疏松、呼吸道感染、骨折、抑郁、糖尿病、睡眠障碍、贫血和青光眼的危险增加。

　　由于 COPD 会永久性损伤患者的呼吸道和肺组织,如果不在疾病早期积极治疗,疾病进展的结果必然给患者生活及生存带来严重影响。对于轻、中度COPD 的治疗包括避免危险因素和使用药物控制症状。重度、极重度 COPD,随着病情进展,需要综合治疗。除了进一步加强药物治疗外,还需要给予有关戒烟、体力锻炼、营养等方面的合理建议。戒烟、减少职业粉尘吸入以及减少室内外空气污染,是预防 COPD 发生和防止病情进展的重要措施。目前认为戒烟是最有效和最经济的降低 COPD 危险因素和中止其进行性发展的措施,可减缓疾病进展、降低病死率。已有研究结果提示,从每人每年所需要的医疗和社会花费获益来看,戒烟干预的花费更为经济有效。目前的戒烟干预主要包括:尼古丁替代治疗(经皮贴片、口胶、经鼻喷雾等)、医生和健康专业人士的咨询服务等。

　　由于现有治疗药物均不能阻止 COPD 的肺功能下降,而只能延缓其下降的趋势。药物治疗主要是改善症状和减少并发症。支气管扩张剂是改善症状的主要措施，可按需给药或规则用药以减轻症状。必要时可长期规律吸入糖皮质激素，但应避免长期全身应用糖皮质激素(如口服或静脉输注)。COPD 的康复期其他治疗包括长期氧疗、呼吸肌锻炼和营养支持。长期氧疗(大于 15 小时/天)有助于 COPD 患者提高生存率。呼吸肌锻炼是 COPD 缓解期康复治疗的有效手段，根据患者呼吸表浅且短促的特点，可辅导患者做简易的缩唇呼吸，即以鼻深吸气、缩唇呼气，类似于吹口哨动作，目的是加强呼吸肌锻炼，以改善运动耐力和呼吸困难及疲劳的症状。对于 COPD 急性加重期的患者，除给予氧疗、药物(支气管扩张剂、糖皮质激素、抗生素)等治疗外，对重症 COPD 患者应用机械通气，可降低病死率和减轻症状。

（韩锋锋　郭雪君）

— 专家简介 —

韩锋锋

韩锋锋，上海交通大学医学院附属新华医院呼吸科行政副主任，主任医师、副教授、硕士生导师。

中国医师协会呼吸医师分会中青年医师工作委员会常委，上海市医学会呼吸病学专科分会委员兼 COPD(慢性阻塞性肺疾病)学组副组长，上海市医师协会呼吸内科医师分会委员兼秘书。

擅长慢性气道疾病的诊治、支气管镜检查及气道介入治疗、肺癌及间质性肺病的诊断及治疗、肺部疑难罕见病的诊治。

二十三、物联网医学管理慢阻肺

如今是一个网络时代,医学与互联网的协同也随着时代应运而生,物联网医学就是其中一项。

什么是物联网医学?"物"指各种和医疗服务相关的人和事物;"联"指信息交互连接;"网"就是将医学服务的用户的各种数据相互交换。这样的物联网使得医疗卫生保健服务可以被实时动态地监控、连续跟踪管理和精准决策。物联网医学具有"全面感知、可靠传送、智能处理"三大基本流程,可进行全时空预防、保健、诊疗和康复。

其中,物联网医学在慢性阻塞性肺疾病中的应用正在运营当中。

慢性阻塞性肺疾病简称"慢阻肺",在世界范围内,中、重度的慢阻肺患者有8 000万,而轻度慢阻肺患者大于15 000万。与此同时,中国有世界最大的老年群体,慢阻肺患者的数量是庞大而复杂的。

如此众多的患者无法集中于大医院诊治,社区医院治疗又存在以下问题——社区医院的高端设备覆盖率低、高端技术掌握度低、患者认可度低,同时我国慢阻肺的预防、保健、管理、康复的教育普及都存在的问题。因此,面对如此多的患者以及中国紧缺的医疗资源和参差不齐的医疗技术水平,物联网医学这样的现代技术为慢阻肺的管理难题带来了希望。

物联网医学有"三级联动"的特征。在慢阻肺的管理当中,一级医院,也就是社区医院,主要对慢阻肺进行预防、筛查、初步诊断,并且对没有急性加重的患者进行治疗、康复治疗和健康教育。为保证社区医院的医疗质量,二级的区医院和三级的医学中心将进行三级联动的物联网医学管理和双向转诊的治疗。

与此同时,三级医院的专科医师主要对急性加重的患者进行管理,同时进行联网会诊。对于疑难病例,协助二级的区中心医院研究出诊治方案。并且可以指导急性加重的患者进行分级诊疗,负责质量控制。

同时,慢阻肺的诊治管理离不开肺功能检查,肺功能检查可对受检者呼吸生理功能的基本情况做出评价,是慢阻肺患者诊断和治疗当中必不可少的辅助检查。但肺功能检查设备体积较大,不便于携带,同时基层医师掌握也较困难。这使得患者不能及时地进行肺功能检查,或者医师不能及时根据检查实时调整诊疗方案。

鉴于此,在物联网平台的基础上,复旦大学附属中山医院开发了拥有无线传感技术的便携式肺功能终端和 GPRS/3G 无线通信技术,以及云计算框架下的海量信息处理与挖掘技术的"云加端"技术。

物联网肺功能管理有三个组成部分:①无线传感肺功能用户(健康人或患者)终端;②基于手机的物联网医学医师终端;③物联网医学中心。

在这样的平台下,社区中心测定了患者的肺功能之后,会立即将数据传到医学中心。医学中心肺功能室的技术人员协助核对肺功能报告,同时由医学中心的主治医师协助提出诊疗意见。

物联网医学协调了患者与不同级别医院的互动诊治和管理,将慢阻肺的疾病管理带入先进的医学诊疗模式。

（王　颖　宋元林）

○ 摘编自《实用物联网医学》2014 年 1 月

— 专家简介 —

宋元林

宋元林,复旦大学附属中山医院呼吸科研究员,复旦大学呼吸病研究所生物物理研究室主任、肺部感染研究室副主任,主任医师、教授、博士生导师。

上海市呼吸病研究所副所长,上海市教委特聘教授(东方学者),上海市医学会呼吸病学专科分会副主任委员。

二十四、慢阻肺患者 80％存在肌少症

　　肌少症是一种由多种因素引起的、易被忽视的老年常见疾病。临床观察发现，80％的慢性阻塞性肺疾病（简称慢阻肺）患者存在肌少症，体重越低的慢阻肺患者出现继发感染、呼吸衰竭的可能性越大。肌少症与慢阻肺患者的疾病预后以及生活质量密切相关，应该引起大家的高度关注。

　　美国加州大学洛杉矶分校人类营养中心主任赫伯（David Heber）博士指出，老年人每 10 年会丧失 3％的净体重。净体重是指非脂肪细胞及细胞间结缔组织所组成的重量，包括肌肉、骨骼、内脏及其他结缔组织等，即脂肪组织以外之重量，是维持健康所需的最低身体重量，可由总体重减脂肪重而得。当腿与手臂不见肌肉却出现皮肤下垂现象时，是肌肉正在流失的标志。

　　呼吸肌的肌力随着年龄增大而逐渐减弱。膈肌是主要的呼吸肌，健康老年人膈肌的肌力比年轻人下降 25％左右。以肺功能来说，85 岁的健康男性的平均最大吸气压力比 65 岁的健康男性低 30％左右，提示高龄患者更容易发生呼吸功能衰竭。

　　呼吸肌功能依赖于血流、氧含量以及蛋白质、碳水化合物、脂肪等能量的利用。呼吸肌力量与营养状态有关，营养不良会产生呼吸肌肌力下降，影响膈肌功能。有研究证明，老年人营养不良对呼吸肌力量或最大通气量都会产生不良影响。

　　肌少症是可以预防的，方法很简便，就是合理饮食和合理运动。慢阻肺患者可在医生的指导下规范治疗，在缓解期注意补充营养、加强肌肉运动锻炼，此两种方法都将对提高患者的生活质量产生积极的影响。

　　首先要注意膳食平衡，从幼儿开始就要保证蛋白质的摄入量。除必要的鱼、肉、蛋、豆类外，每天要有一定量的乳类摄入，如牛奶、酸奶、奶酪等。乳清蛋白不仅可以促进血管、骨骼健康，还能提升免疫力，防止肌肉流失，对预防老年人肌少症具有较大意义。早期慢阻肺患者宜食用高蛋白质，富含维生素、磷脂和微量元素的食物，并积极配合药膳，如山药、薏苡仁、莲子、陈皮、太子参、百合等，禁食辛辣食物，戒除烟酒。中晚期慢阻肺患者，应以高蛋白质、高营养、富含能量的半流食和流食为主，并采用少食多餐的进食方式，以维持体内的营养及水电解质

平衡。

合理运动可刺激肌肉蛋白质合成,促进肌少症患者肌肉比例的增加。抗阻力运动训练是唯一能显著提高肌肉质量的运动方式,如举哑铃(0.5～2.5 千克),或骑自行车,每周 3 次,每次 20～30 分钟,可有效预防和控制增龄性或疾病相关性肌力下降和肌肉流失。

目前,针对慢阻肺患者的下肢与上肢抗阻力运动的疗效已得到证实。我们正在建立慢阻肺患者的社区康复治疗体系,开展肌少症的合理康复训练,积极探索便于社区患者进行综合康复治疗的抗阻力运动方式。

(朱惠莉)

○ 摘编自"全刊杂志赏析网"

二十五、慢阻肺患者要学会自我管理

　　近年来,慢性病自我管理的理念受到了医学界的推崇。众所周知,大多数慢性病都是难以完全治愈的,治疗的目的往往是控制病情、改善身心功能、提高生活质量等。要实现这一目标,患者就不能完全依赖医生,必须承担部分管理疾病的任务,积极参与治疗和自我保健中,培养相关能力,自己照顾好自己。这就是慢性病自我管理的含义,本质上是一种认知、行为医学的策略和方法。已有研究表明,自我管理在慢阻肺长期治疗中起着重要作用。

　　首先是与治病直接相关问题的管理。患者要提高就医依从性,学会规范用药,早期识别症状,同时能识别慢阻肺急性加重迹象,及时寻求医疗建议。在生活中,患者还要戒除不良的生活习惯(如一定要戒烟等)。许多研究证实,多向医生请教、通过学习提高对疾病的认识等,能提高患者的自我管理能力。有条件的地区,还可以借助远程医疗监测等手段来提高疗效。

　　其次是社会角色管理。慢阻肺患者往往会存在一定的孤独感。患者应该取得社会组织、单位、邻居和家人的支持,积极参加各种社交活动,减轻个人的社交孤立感,更好地履行正常的社会责任。现在网络和信息技术非常发达,很容易找到各种健康教育、病友间互动讨论、医患交流、综合康复治疗的机会。患者还要多参加有益健康的娱乐活动,增加社会接触,融入正常的社交活动中,这对提高生存质量很有帮助。家庭成员的鼓励对于患者对抗疾病、完善自我管理行为非常重要。家庭成员也要多向医生请教或参加相关的培训,学习帮助患者加强自我管理的意识和技能。

　　最后是情绪管理。重点是减少负面情绪,如焦虑、沮丧、恐惧和绝望。大多数慢阻肺患者害怕失去正常的生理功能、生活能力及社交能力,恐惧疾病的进展和不良的后果。患者要学会自我情绪调节,树立战胜疾病的信心,相信通过规范、有效的治疗,病情能得到理想的控制。当然,疗效的实现,离不开患者对各种治疗方案的理解和配合。

(朱惠莉)

○ 摘编自《大众医学》2017 年第 5 期

感|染|

二十六、感冒药也需"精挑细选"

　　普通感冒,是急性上呼吸道感染中最常见的一种疾病。普通感冒并不普通,成人平均每年患普通感冒 2 次,不仅会造成经济负担,还可产生严重的并发症,甚至威胁患者的生命。导致普通感冒的病毒有很多,常见的有鼻病毒、冠状病毒、副流感病毒、呼吸道合胞病毒、腺病毒等。

　　至今还没有有效的治疗普通感冒的抗病毒药物,也没有有效的接种疫苗等药物预防措施。因此,治疗普通感冒的原则主要是以对症治疗为主。

　　普通感冒的治疗包括休息、多饮水、保持上呼吸道和口腔卫生等措施。根据患者的发病症状可以使用一些药物治疗,以口服药物为主,一般不需要静脉补液治疗。

　　目前治疗感冒的药物大多数为复方药物,常用的主要成分及药理作用如下。

　　(1)减充血剂。可收缩感冒患者肿胀的鼻黏膜和鼻窦血管,从而缓解流涕、喷嚏、鼻塞等症状。其中,伪麻黄碱是治疗感冒最常用的减充血剂。

　　(2)抗组胺药。可阻断组胺受体,抑制小血管扩张,降低血管通透性,从而减轻感冒患者的流涕、打喷嚏等症状。马来酸氯苯那敏、苯海拉明等第一代抗组胺药为普通感冒的常用首选药物。

　　(3)镇咳药。分为中枢性镇咳药和周围性镇咳药两类。目前临床上使用最多的是人工合成的中枢性镇咳药右美沙芬。

　　(4)祛痰药。可提高咳嗽对气道分泌物的清除率。愈创木酚甘油醚是感冒药中最常用的祛痰成分,常与抗组胺药、镇咳药、减充血剂配伍使用。

　　(5)解热镇痛药。主要缓解感冒患者发热、咽痛等症状,常用的有对乙酰氨基酚和布洛芬。

　　感冒药采用复方制剂,能同时缓解普通感冒的多种症状。虽然治疗普通感冒的药物品种繁多,但是各种复方感冒药的成分相近或相同。因此,患者在选择时应使用一种感冒药,切忌 2～3 种感冒药合用,否则易造成过量用药、重复用药,使药物不良反应的风险增加。

普通感冒按照是否有发热症状,可分为无热感冒和发热感冒。感冒需对症治疗,因此根据症状来选择治疗药物十分重要。复方感冒药 80% 以上都含有对乙酰氨基酚等解热镇痛药成分,虽然此类感冒药可有效缓解感冒患者发热及疼痛症状,但对乙酰氨基酚对肝脏有一定的损害作用,肝肾功能不全者、3 岁以下小儿及孕妇都不宜使用。没有发热及疼痛症状并不明显的患者,使用含有此成分的药物会承担更大的药物不良反应风险。

对无发热的普通感冒患者,应对症治疗,推荐使用美敏伪麻溶液等不含对乙酰氨基酚的感冒药,这样可以更加有针对性地缓解症状,减少不必要的用药风险和身体损害。

(周　新)

二十七、门诊抗感染：静脉还是口服用药

生活实例

在门诊工作中时常碰见这样的情景：医生苦口婆心地劝导患者不需要输液，而患者一口咬定非"挂水"不能好。总是有一些患者及家属"屡劝不听"，必须"心满意足"地拿着输液单方能离去。

世界卫生组织合理用药的原则是"能口服的不肌肉注射，能肌肉注射的绝不静脉注射"。静脉输液是代替或弥补经口液体摄入的不足和作为静脉用药的媒介，其效果除了快速补充体液，由输入的药物成分决定。静脉输液时药物直接进入血液循环，虽然药效发挥得更快，但若药物有不良反应，也会显现得更快、更严重，且因输液本身的操作，也可能导致各种输液反应。

（1）发热反应：因输入致热物质而使患者出现发冷、寒战、高热等症状，并伴有恶心、呕吐和头痛。

（2）心力衰竭：因为输液速度过快，短时间内血液系统输入太多液体，导致心脏负荷增加。

（3）静脉炎：由于输液器具达不到无菌要求而使静脉局部感染，或由于长时间输浓度高、刺激性强的药品，而使输液处静脉内壁出现炎症。症状为手臂出现条状红线、局部红肿热痛。

（4）空气栓塞：因为输液管内空气没有排尽，或者导管连接不紧而使空气进入静脉。常表现为胸部异常不适，同时出现呼吸困难，严重时会导致患者死亡。

随着药品制作工艺的不断进步，头孢克洛缓释片、左氧氟沙星片、莫西沙星片等口服药物的吸收率也可达到 95％以上，基本达到了静脉输液的效果。此外，药代动力学和药效动力学的研究显示，临床上常用的头孢类及青霉素类抗生素多为时间依赖型药物，即它们的杀菌作用与药物浓度在体内维持的时间长短相关。因此，为了获得更好的药效，通常需要一天内多次给药。但是因为门诊输

液的局限性,不可能让患者一天内多次来医院输液,故而都是将一天多次的药物剂量一次性输入,这样的治疗作用反而不如一天内分多次口服好。相反,阿奇霉素类和喹诺酮类药物为浓度依赖型药物,即它们的抗菌作用与药物在体内的浓度有关,因此一天给药一次即可。

中国已成为世界第一的抗生素使用"超级大国",平均每人每年要"挂 8 瓶水",是国际平均水平的 3 倍、发达国家的 10 倍。这与大多数患者对输液的必要性和危险性认识不足,以及少数医生缺乏责任心,一味诱导输液、开大处方有关。要让医生掌握抗生素合理应用的原则,让患者基本了解抗生素的使用,并非一朝一夕之事。重要的是让医学重归以人为本的本位,用制度遏制抗生素滥用。同时加强宣传,让患者自觉放弃滥用抗生素。

(焦 洋 黄 怡)

── 专家简介 ──

黄 怡

黄怡,海军军医大学附属长海医院感染控制科主任,主任医师、教授、博士生导师。

中华医学会呼吸病学分会感染学组委员兼执行秘书,上海市医学会呼吸病学专科分会委员兼肺部感染学组组长,上海市医学会结核病学专科分会委员。

二十八、令人"谈虎色变"的耐药菌

2008 年,一种全新的耐药基因在印度境内肆虐。与此同时,国际上决定用印度的首都新德里来给这种超级耐药基因命名:新德里金属 β-内酰胺酶-1,即我们如今熟知的 $NDM-1$。随之,世界卫生组织强烈号召各国政府必须特别注意加强抗生素耐药性的监测、加强医务工作者及患者关于抗生素合理应用的宣教。

自抗生素发明以来,细菌耐药的问题逐渐成为讨论的热点。既然耐药菌并非个例,为何这次的超级细菌会令人"谈虎色变"? 首先,所谓超级细菌的耐药性,并非常见的耐药性。这个基因能帮助细菌抵御抗生素中的"王牌老大"——碳青霉烯类抗生素。如今"压箱宝贝"失灵,自然医生愁、患者怕。其次,超级细菌的广发传播性,使 $NDM-1$ 在短短的时间内就活跃在了世界的大舞台上。一些耸人听闻的报道更是让人心中发寒——无药可救了?

生活实例

门诊中时常碰到这样的患者,明明是细菌性的呼吸道感染,硬是坚决不吃抗生素,说吃多了会耐药。要不就是让医生先给开点便宜的、效果一般的药,认为不能一开始就吃好药,否则也会耐药。更有的人说吃了一周的抗生素都不见好,问他怎么吃的,回答说,想起来就吃一粒,原本 3 天的药量能吃到 6 天……

我们知道,抗生素在想方设法消灭细菌的同时,细菌也会不断地采取措施保护自己。长时间应用同一种抗生素,的确会筛选出耐药菌。但是这个"长时间"是真正的"长时间",大可不必因为吃了 1 周的抗生素就开始"杞人忧天"。而那些认为进口药、贵重药必须得留到最后吃,以及不按说明书吃药的人,更应当注意。对于感染,如果不能在第一时间对病菌进行强有力的攻击,将其全部杀死的话,那些"漏网之菌"更容易"适者生存",不断地伪装、修饰自己,最终演变为耐药菌。另外，根据药效动力学及药代动力学的特点，当药物浓度在体内达到一定值时，对致病菌才有杀死的作用。而要达到这一合适的浓度，就需要按照医嘱规律用药。"三天打鱼，两天晒网"地吃药，体内药物浓度不仅达不到有效杀菌的浓度，而且会不断以低浓度状态刺激细菌，使它们借以"强化"自己，进一步产生耐药性。

耐药不等于无药，换用其他敏感抗生素、多种药物联合使用，以及某些药物的大剂量、多频次应用，也会有效果。毕竟，超级耐药细菌并不常见。患者在就诊时大可不必为了防止耐药而耽误了原本并不严重的疾病。此外，医务人员对抗生素合理应用原则的执行，以及就诊患者对医嘱的执行，都有助于减少耐药菌的产生。同时，加强医院内的清洁卫生、加快感染患者的诊断流程、将确诊的感染者迅速隔离等，都是有效的防治手段。而对于个人来说，其实只要勤洗手，就能大大降低感染概率。

（焦　洋　黄　怡）

二十九、人体内的免疫细胞有哪些

机体的免疫系统是主要承担免疫功能的组织系统,也是执行免疫功能的物质基础,它包括免疫器官、免疫组织、免疫细胞和免疫分子。免疫系统是重要的防御性系统,具有"识别"的功能。它能对不同的抗原产生不同的免疫应答,可以防御、监视、清除外来异体物质(抗原)、体内衰老细胞及突变细胞,以此保持机体内环境的相对稳定。

参与机体免疫应答或与免疫应答有关的细胞均可成为免疫细胞,根据免疫细胞在免疫过程中所起的作用的不同可将其分为以下三类。

(1) 淋巴细胞:是构成免疫系统的主要细胞群体,在机体的免疫应答过程中起核心作用。淋巴细胞是不均一的细胞群体,包括许多具有不同免疫功能的亚群,T 细胞和 B 细胞是其中最重要的两大群体。它们均有特异性抗原受体,接受抗原刺激后能发生活化、增殖和分化,产生特异性免疫应答,因此称为免疫活性细胞,也称为抗原特异性淋巴细胞。NK 细胞(自然杀伤细胞)也属于淋巴细胞,它的生理功能是识别和杀伤某些肿瘤细胞及感染的细胞、参与免疫调节。各个淋巴细胞群和亚群在免疫应答过程中相互协作、相互制约,共同完成对抗原的识别、应答和清除,维持机体内环境的稳定。

(2) 单核-巨噬细胞系统:包括血液中单核细胞和各种组织中的巨噬细胞。不同组织中的巨噬细胞名称不一,但均起源于骨髓的原单核细胞。单核-巨噬细胞是多功能细胞,在一定条件下也可参与组织损伤的修复,这些功能包括:吞噬消化功能、分泌功能、处理和呈递抗原功能、杀伤肿瘤细胞的功能和免疫调节功能。

(3) 其他细胞:包括中性粒细胞、嗜酸性粒细胞、嗜碱性粒细胞、肥大细胞及血小板等。①中性粒细胞:它可摄取病原体形成吞噬体,吞噬体与中性粒细胞内的溶酶体融合形成吞噬溶酶体,在酸性环境下消化病原体。此外也可向细胞外释放颗粒和毒性物质。②嗜酸性粒细胞:其主要作用是拮抗和调节速发型超敏反应、吞噬、抗寄生虫感染和产生炎症介质。③嗜碱性粒细胞和肥大细胞:它们表面有高亲和力的受体,可介导超敏反应、参与天然免疫。④血小板:是来源于骨髓的巨核细胞,其表达的黏附分子及受体是血小板活化所必需的。

另外，在免疫应答的过程中还存在一组功能独立的重要细胞群体，称为抗原呈递细胞(APC)。它能够摄取、加工、处理抗原，并将处理过的抗原呈递给淋巴细胞，从而诱导免疫应答。主要包括树突状细胞、单核-吞噬细胞系统和 B 淋巴细胞。

综上所述，认识及了解免疫细胞的种类及功能可以使我们更加清晰地了解免疫系统！

（顾　霞　任　涛）

—— 专家简介 ——

任　涛

任涛，上海交通大学附属第六人民医院呼吸内科主任，主任医师、教授、博士生导师。

中华医学会呼吸病学分会介入呼吸病学学组委员，中国抗癌协会肿瘤标志专业委员会常委，中国医师协会呼吸医师分会中青年医师工作委员会常委，上海市医学会呼吸病学专科分会委员兼秘书。

擅长肺癌的早期诊断与综合治疗，专注于呼吸系统疾病的临床转化研究，如肺癌免疫调控与信号转导、干细胞与肺组织再生医学。

三十、关于肺炎,你必须知道的事

　　肺炎是发生在终末气道、肺泡和肺间质的炎症,是常见的感染性疾病之一,主要表现为咳嗽、咳痰、畏寒、发热等,根据其患病环境可分为社区获得性肺炎和医院获得性肺炎。引起肺炎常见的病因是细菌和病毒,少见的有真菌性肺炎、非典型肺炎和其他理化因素所致的肺炎。

　　肺炎可发生于各个年龄段,但老年人及儿童更多见,主要是由于老年患者常合并有呼吸系统疾病(如慢性阻塞性肺疾病)及其他慢性疾病,儿童的免疫系统发育尚未完全、自身抵抗力较差所致。其他具有免疫系统问题及营养不良的人群也是肺炎发病的高危人群。

　　尽管抗生素的出现曾一度降低了肺炎的发病率及病死率,但随着人口老龄化、环境污染及抗生素的滥用,近年来其发病率和病死率有明显的上升趋势,是最常见的引起死亡的感染性疾病,特别是在重症监护室(ICU)的患者中,其病死率高达40%。如果发生肺炎后没有得到及时有效的治疗,可发展为重症肺炎,甚至发生急性呼吸窘迫综合征(ARDS)。可出现肺脓肿、脓胸,细菌入血发生菌血症引起感染性休克,大面积炎症引起肺泡功能下降导致呼吸衰竭,最终可导致全身多器官功能障碍。

　　如果出现了严重的咳嗽、咳痰、高热、寒战,甚至是呼吸困难,或是原本的"感冒"症状加重或出现了新的发热,这常预示着继发性细菌感染的发生,最合适的做法就是及时就诊。不要怀着侥幸心理让自己的身体硬扛,或是随便找些"消炎药"自医而延误病情。

　　到了医院,医生会根据症状进行一系列的检查,比如血常规检查、X线检查或者是更精确的CT扫描来判断是否发生了肺炎。在明确了肺炎的诊断之后,病原学的检查尤为重要,因为明确的病原学检查结果对于接下来的治疗有非常重要的指导意义。目前常用的病原学的检查方法有:痰培养、支气管镜或人工气道吸引、支气管肺泡灌洗、血液和胸腔积液培养等。痰培养的标本留取最简单方便,但是培养结果的阳性率较低且需要一定的培养时间。因此,在没有获得病原学依据的情况下,医生会根据患者所在社区或医院内常见的肺炎病原微生物的流行情况选择合适的抗生素进行经验性治疗,若获得明确的病原学结果则针对致病菌进行病原学治疗。

肺炎能不能治愈？多久能治好？这是医生在病房里常被患者问到的问题。肺炎的病程通常较短，一般情况下抗生素的疗程需 7～10 天，严重的肺部感染可持续较长时间。大部分患者可完全康复，炎症被完全吸收不留下肺部瘢痕，但是发生严重感染的患者肺部会有一定的损害，甚至影响肺功能。

特别提醒

规律、适度的体育锻炼虽是老生常谈，却行之有效。适度的慢跑、骑自行车等有氧运动可改善和增强心肺功能。戒烟也是减少肺炎发生的重要方法。除此之外，定期接种流感疫苗及肺炎链球菌疫苗也可在一定程度上减少肺炎的发生。由于肺炎具有一定的传染性，因此在接触"感冒"或肺炎患者时应戴好口罩、勤洗手。

（季诗梦　宋元林）

三十一、老年人谨防吸入性肺炎

老陈患有高血压、糖尿病、牙周病等多种疾病。去年发生脑梗死后更是丧失了部分生活自理能力。照顾他的保姆近来发现，老陈经常在进食时出现呛食、呛咳的现象。某次晚餐后，老陈突然出现气急，家人紧急送院后被诊断为肺炎。

吸入异物到下呼吸道可以引起一系列的临床症状和病理生理变化。吸入的异物包括固体、液体、食物、胃内容物、腐蚀性分泌物等，并且常常被致病菌污染。吸入上述物质后，可以单纯引起化学性损伤，如果吸入的物质包含致病菌，引起的肺实质性炎症则称为吸入性肺炎。

老年人群特别容易罹患吸入性肺炎，其中最主要的诱因是误吸，并常发生在睡眠中。随着年龄递增，老年人群本身就会出现吞咽反射迟钝、胃肠蠕动减慢、食管肌肉松弛等生理性退化。有些老年人有刚吃完饭就睡觉的习惯，从而使食物反流进入肺部的概率增加。其次，老年群体中合并脑血管疾病的比例高，主管吞咽反射、咳嗽反射的中枢如果出现功能障碍，便会导致不能有效排除进入呼吸道的异物，引起误吸。此外，已有许多研究发现，口腔疾病和吸入性肺炎有较强的相关性。长期卧床不起、生活不能自理、口腔卫生差、患有龋齿或牙周疾病的老年人，吸入性肺炎的发病率较高。这些老年患者机体的免疫力都不同程度地下降，身体各个脏器功能协调性差，口腔内的细菌一旦迁移到肺内，易引起严重的呼吸系统感染。

一般情况下，吸入性肺炎常见致病菌为金黄色葡萄球菌、肺炎链球菌，以及拟杆菌属、消化链球菌属、核酸杆菌和普雷拟杆菌等厌氧微生物。而当患者住院时间超过 3 天、以往长期使用抗生素或接受机械通气时，也常分离出肠内革兰氏阴性菌和铜绿假单胞菌等。虽然对于单纯的吸入后的非感染性肺损伤，原则上不推荐常规使用抗生素,但不幸的是,由于化学性肺损伤后继发细菌感染本身也很常见,医生在面对可能的吸入性肺炎患者时,大多会选择经验性抗感染治疗。

作为医师,我们始终强调防患于未然的必要性。其中就包括对老年人生活习惯的疏导和干预。老年人饭后不宜立即卧床,提倡适当散步;对于长期卧床、生活不能自理的老年人,家属在喂食前后应抬高卧位至少半小时。做好口腔护理也可以显著降低老年人吸入性肺炎发生的危险性,其中包括养成良好的洁牙习惯,龋齿、牙周病等疾病患者应尽早寻求牙医帮助。

(刘佳珺 韩超楠 黄 怡)

三十二、肺结核离我们并不远

小李在今年考研时通宵备考,期间出现了咳嗽、咳痰、低热、浑身乏力、食欲不振、夜间多汗等症状。起初,他只当是熬夜后的感冒不适,并未予以重视。然而,考研都已经结束好几周了,这些症状非但没有消退,反而较前更甚,小李这才想起应该去医院检查身体。接诊医生看过胸片后告诉他,他很有可能得了肺结核,需要去指定的传染病医院接受进一步诊疗。不仅如此,还要休学并接受至少半年的药物治疗。

小李很纳闷,在自己印象中,肺结核不是一种销声匿迹良久的传染病吗? 自己怎么就得了肺结核呢?

在许多城市居民的观念里,曾经一度肆虐人间的肺结核已经销声匿迹了。这种观念其实是错误的,即使是在今天,全球范围内每年仍有至少两百万人死于肺结核,每年新增病例上千万。肺结核其实离你我并不遥远。肺结核的致病菌是结核分枝杆菌。结核病的发生是结核分枝杆菌与宿主之间相互作用的结果,因此并非所有感染者都会最终罹患结核病,患病与否受到易感基因、环境、社会等多种因素的影响。临床上,肺结核患者的常见易感因素包括硅肺患病史,粉尘工作史,使用免疫抑制剂、皮质醇激素等药物史,糖尿病、肝肾疾病史,营养不良、过度劳累导致抵抗力下降,以及人口流动、贫穷、居住条件恶劣等。结核病的主要发病部位是肺,但也有 1/3 的患者病灶出现在肺外,例如胸膜、骨、脑膜、生殖泌尿系统等。此外,很多患者会合并长期乏力、纳差、低热、盗汗等全身症状。临床症状、胸片、胸部 CT 等放射学检查和痰液细菌学检查是快速而准确的诊断方法。同时,医生也会借助 T–SPOT(γ 干扰素释放试验的代表)、PPD(结核菌素皮肤试验的代表)、结核抗体结果作参考。在大多数报告的病例中,50%～75% 的结核病患者痰培养阳性,但也有一部分患者始终为阴性。对于这些可疑结核但又痰培养结果为阴性的患者,一般有两种选择:凭经验制订诊断性抗结核治疗方案和等候痰培养结果或临床症状改善后进一步检查。下一步常用的检查是纤维支气管镜检查。

特别提醒

肺结核患者需要隔离直至不具有传染性。尽管传染性难以定量,但临床上有几个提示高度传染的临床征象,包括:痰培养阳性(发现抗酸杆菌)、胸片上有空洞、咳嗽未治愈。2 周至 2 月有效的强化治疗后,大多数患者不再具有传染性,痰培养转阴连续 3 天是停止隔离的最低标准。但对于耐多药的结核病患者,隔离时间需要更长。肺外结核患者一般不具传染性,不必隔离。

为了预防结核病一旦耐药随之带来的治疗成本激增、并发症增多、预后不佳等痛苦,抗结核治疗应严格执行,并遵循早期、联合、规律、适量、全程的原则。目前,对Ⅰ类(新发/初治)、Ⅱ类(复治)患者采用由 4 种一线抗结核药物组成的标准化抗结核化疗方案,已成为全球抗结核共识。该方案对初治患者的有效率高达 98%,复发率低于 2%。化学诱导期包括异烟肼、利福平、乙胺丁醇、吡嗪酰胺强化治疗 2 个月,之后连续 4 个月用异烟肼和利福平巩固治疗。

特别提醒

治疗过程中,患者务必要有良好的就医依从性,不擅自减药、断药、停药,需养成定期来院随访的习惯,协助医生观察用药效果及不良反应,监测肝肾功能、尿常规、血常规、药敏、血药浓度等指标。

(韩超楠　刘佳珺　黄　怡)

肺|癌|

三十三、什么样的人容易得肺癌

肺癌发病率居高不下,使人"谈癌色变"。很多人都关心"肺癌究竟离我有多远""我是不是容易得肺癌"。

一般来说,以下人群容易得肺癌。

(1)吸烟的人。吸烟是肺癌发生的首要危险因素,烟草烟雾中含有 7 000 多种化学成分,以及至少 69 种已知的致癌物,如尼古丁、苯并芘、亚硝胺和放射性元素等,吸烟还可以抑制机体的免疫功能,影响机体本身对癌细胞的杀灭作用。与不吸烟者相比,吸烟者发生肺癌的危险性平均高 9~10 倍,重度吸烟者甚至可以高 10~25 倍。吸烟量与肺癌之间存在明显的量-效关系,开始吸烟的年龄越小、吸烟时间越长、吸烟量越大,肺癌的发病率和病死率越高。

(2)长期吸入粉尘及有害气体的人。已经有研究发现,有在坑道工作史的职工,肺癌发病率为没有在坑道工作史职工的 12 倍。从事各种矿藏开采、加工、运输工作的人,常吸入大量粉尘及有害气体,如石棉、无机砷、铬、镍、煤焦油、二氯甲醚、芥子气、沥青烟尘、氯甲甲醚、氡及氡子体等,都会导致肺癌的发病率增高。

(3)室外大气污染严重地区的人。$PM_{2.5}$浓度每增加 10 微克/立方米,肺癌的相对风险增加 9%。世界卫生组织建议的年平均 $PM_{2.5}$浓度限值为 25 微克/立方米。

(4)长期处于室内重污染环境的人。如室内过度装修,装修后没有彻底通风就入住;在室内燃煤取暖、做饭及吸烟,并且不注意通风换气等,都会造成室内空气污染。

(5)患有慢性肺部疾病的人。慢性阻塞性肺疾病、尘肺、肺结核等都是肺部发病率较高的慢性炎症性疾病,与肺癌的发生都有明显的相关性。肺癌中有种类型叫瘢痕癌,往往起源于肺部原有疾病遗留的瘢痕,特别是结核瘢痕。

(6)饮食不当的人。食物中的天然维生素 A、β胡萝卜素的摄入量与癌的发生呈负相关,其中最突出的是肺癌,即摄入量越少,肺癌的发病风险越高。

(7)有肺癌家族史的人。研究发现,3,4-苯并芘经人体内芳香烃羟化酶作用,可转化为有致癌活性的物质,而芳香烃羟化酶与遗传有着密切的关系,因此肺癌可能具有一定的遗传性。如果父母亲当中有人患有肺癌,其子女患肺癌的可能性就比较大。

(8)心理适应能力差、精神长期压抑、A型性格(指动作快、性急、进取心强、易激动)显著等,都会增加肺癌的发病危险。

以上这些只是肺癌的高危因素,并不是说有上述因素就一定会得肺癌。但如果有上述因素中的一项,特别是有多项高危因素的人,一定要引起高度重视,定期筛查、及时就医,对于能够改变的高危因素应积极主动地加以改变。

(白 冲 韩一平)

○ 摘编自《肺癌》(名医护航·第二军医大学健康科普系列图书)2016年9月

— 专家简介 —

韩一平

韩一平,海军军医大学附属长海医院全科医学教研室主任,主任医师、教授、博士生导师。

上海市医学会全科医学专科分会委员,上海市抗癌协会胸部肿瘤专业委员会委员。

擅长肺部肿瘤的基础及临床研究,在肿瘤标志物、细胞信号转导通路及基因学的研究方面取得了一定成绩。

三十四、哪些症状提示可能得了肺癌

早期周围型肺癌中大约有三分之一的患者没有明显症状,常常是在体检时被发现的。一旦出现以下症状,必须要引起重视,及时到医院就诊。

(1) 经常出现刺激性干咳,没有痰,阵发性咳嗽,服止咳药或消炎药症状缓解不明显。

(2) 间断性或持续性的痰中带血丝或咯鲜红色血痰,往往也是肺癌特异性症状,需要引起高度重视。这可能是肿瘤表面的血管丰富,剧烈咳嗽导致表面小血管破裂引起的。

(3) 肿瘤在气管腔内持续长大,阻塞主要的气道,会引起呼吸困难、胸闷。若支气管管腔部分或完全阻塞,产生阻塞性肺炎或肺不张,患者可能会出现发热。

(4) 固定部位的胸痛也需要至医院进行胸部 X 线或 CT 的检查。

(5) 肺癌可能会有一些全身非特异性的症状,如发热、全身乏力、没有明显诱因下出现体重显著减轻等。

(6) 晚期肺癌会转移到全身的各个脏器,包括:脑、骨、肝、肾、肾上腺、淋巴结、皮下等,引起各种转移相关症状。肺癌转移到肝脏,患者可能会出现食欲明显减退、肝区疼痛、肝脏进行性增大,甚至可以用手摸到结节,肝功能不明原因升高。肺癌转移到脑,患者可能会出现头痛、头晕持续不缓解,伴呕吐、走路不稳、视物模糊,甚至瘫痪、失语等。肺癌转移到骨,患者可能会出现骨骼局部的固定性疼痛,一些严重的患者可能会瘫痪。肺癌肿块或转移的纵隔淋巴结肿大,可能会压迫喉返神经,导致患者声带麻痹,出现声音嘶哑、喝水和进食后呛咳等表现。肺癌转移至胸膜,患者往往会出现胸腔积液,胸腔积液量较多时,会出现胸闷气急。肿瘤侵犯胸膜及胸壁,可以引起持续剧烈的胸痛。肺癌或纵隔淋巴结转移压迫上腔静脉,患者的静脉回流受阻,会导致面部浮肿、脖子上的静脉怒张、胸前皮肤静脉怒张,严重的患者皮肤呈暗红色。肺癌皮下转移时,可在皮下摸到块状的结节。

肺癌还有一些少见的症状,包括肌肉无力、容易疲劳、皮肤呈黑色棘皮样改变等。如果出现了相关症状,建议及时就诊。

(白　冲　韩一平)

○ 摘编自《肺癌》(名医护航・第二军医大学健康科普系列图书)2016 年 9 月

三十五、支气管镜检查很难受吗

支气管镜检查是肺癌诊断和分期的重要工具,可以有效发现气道内病灶,并进行活检获取标本。新型的超声支气管镜还能探查到肺门、纵隔的管腔外病变,以及支气管镜无法直视的肺外周病灶。大部分怀疑肺癌的患者和几乎所有确诊肺癌的患者在病程中最起码要接受一次支气管镜检查。

气道是人体最敏感的部位之一,支气管镜检查中患者会有一定的呛咳感。通过吸入利多卡因进行黏膜表面麻醉,能明显减轻患者的不适感。在表面麻醉的基础上,通过仔细、轻柔操作和适当在气道内补充麻醉药物,大部分患者可以安全地耐受支气管镜检查的刺激。

如果患者无法耐受表面麻醉下的支气管镜检查,或有心脑基础病需要避免刺激,或支气管镜检查过程预计较复杂,则可以进行无痛支气管镜检查。在麻醉专科医师的管理下,患者进入较深的睡眠状态,但保留自主呼吸和咳嗽反射。患者可以舒适地接受检查,并且最大限度地减少了对操作的干扰,是理想的支气管镜操作麻醉方法。

特别复杂的支气管镜下操作,尤其是危重气道疾病的治疗性操作,可以在全麻下进行。患者如同接受外科手术一样进行麻醉,术中不会产生任何痛苦的感觉。

总之,支气管镜检查虽然对人体有一定的刺激,但是通过恰当的准备和麻醉管理,患者可以较舒适地接受检查。

(白 冲 韩一平)

○ 摘编自《肺癌》(名医护航·第二军医大学健康科普系列图书)2016 年 9 月

三十六、支气管镜在肺癌诊疗中的作用

随着技术的不断发展,电子支气管镜在肺癌的诊断及治疗中的作用越来越突出。目前,电子支气管镜检查已广泛应用于临床实际工作中。在诊断方面,支气管镜检查可以发现气管、支气管管腔内的新生物,通过活检、圈套等手段取得肿瘤组织送病理检查以明确诊断。即使腔内未见肿瘤组织,也可以在超声引导下对肺门、纵隔部位肿大的淋巴结进行穿刺活检。

近年来的一些新技术,如电磁导航、小探头等,对于一些外周型的肺癌也有着很高的穿刺诊断率。支气管镜检查,特别是荧光支气管镜的检查,能够很好地通过镜下气管黏膜的颜色变化来判断肿瘤浸润的范围,从而为手术切除做出准确的判断,避免切除过多或切除不够。

在治疗中,支气管镜发挥的作用更大。一些腔内型的肺癌患者,常以胸闷、气促,甚至喘鸣就诊。这类患者因为气管被肿瘤组织阻塞,导致呼吸困难。气管镜检查发现肿瘤后,可以采用电刀、冷冻、圈套等方法,切除肿瘤组织,通畅气道。对于因肿瘤腔内生长堵塞气道,或因肺内肿瘤压迫导致的气管、支气管狭窄的患者,可以在支气管镜的引导下放置金属支架,起到扩张狭窄段气道、改善通气的作用。

支气管镜下的多种手段,能够帮助我们明确诊断,通过病理检查明确肺癌类型,并且能够快速缓解气道狭窄患者的症状,延长生存时间,提高生活质量。

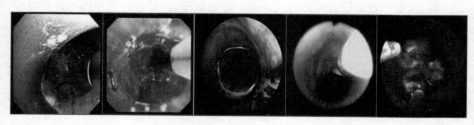

▲支气管镜下介入治疗

（白　冲　韩一平）

○ 摘编自《肺癌》（名医护航·第二军医大学健康科普系列图书）2016 年 9 月

三十七、T细胞与肿瘤之间的关系

　　随着社会经济的快速发展,各种健康不良因素也越来越多,比如不平衡的营养、缺乏锻炼、有害食物的摄入、不健康心理、熬夜加班等不良生活习惯,导致人体内环境改变。这种"不良内环境"会直接影响人体正常免疫功能,以致部分"不具有正常功能"的细胞不能被免疫系统清除。如果没有被清除的细胞有"异常增殖功能",它们会无限制地增殖,形成肿瘤,并影响生命。人体内的免疫监视是免疫系统最基本的功能之一,在免疫监视的过程中,T细胞起到了举足轻重的作用,通过识别、杀伤并及时清除体内突变细胞,防止肿瘤发生。

　　T细胞是来源于骨髓的多能干细胞(胚胎期则来源于卵黄囊和肝)。按照功能和表面标志,T细胞可分成细胞毒T细胞(CTL)、辅助T细胞(Th)、调节/抑制T细胞和记忆T细胞。细胞毒T细胞的主要表面标志是CD8,也被称为"杀手T细胞",对产生特殊抗原反应的目标细胞直接进行杀灭。辅助T细胞的主要表面标志是CD4,在免疫反应中扮演中间过程的角色,调控或辅助其他淋巴细胞发挥功能。调节/抑制T细胞负责调节机体免疫反应,通常起着维持自身耐受和避免免疫反应过度损伤机体的重要作用。记忆T细胞则在再次免疫应答中起重要作用。

　　很多时候,以T细胞为首的"前哨战"都会取得大捷。但是随着年龄增长,T细胞的作战能力下降,没有被清除的"异常增殖功能细胞"逃过T细胞的截杀,形成癌细胞,发生"免疫监视逃离"。尽管如此,"前哨战"的战败也不会降低T细胞的"斗志",它们会立即组织更大规模、更长时间的"决战"。一旦发现异常细胞即将成为癌细胞,T细胞统领下的"细胞免疫"功能即迅速启动,展开"大决战"将它们杀灭。

　　正是因为"前哨战"的主动出击和"大决战"的持久抵抗,T细胞在我们的青壮年时期一般都会完美地捍卫我们的健康。癌症患者与正常健康人的最大区别,不是患者体内有癌细胞而健康人没有,而是患者的免疫系统不够强大、功能不够协调,因而让癌细胞得以存活,并无限增殖形成肿瘤,威胁健康。

　　通过上面的叙述,大家可以了解到,其实癌症是肿瘤组织成功逃逸免疫系统的产物。因此,针对肿瘤的免疫治疗日益成为关注和研究的热点。其实癌症免疫疗法可以追溯到20世纪80年代末,当时法国科学家詹姆斯·阿利森发现人体血液内的T细胞表面有一种叫做CTLA-4的分子,它会阻止T细胞全力攻击"入侵者",起着类似刹车的作用。科学家开始思索:如果"阻击"CTLA-4,那么T细胞受到的束缚会不会被解除,进而全力对抗癌细胞呢?直到1996年,阿利森才利用小鼠实验证实了这一猜测。2010年公布的一项临床试验结果表明,接受CTLA-4抗体治疗的黑色素瘤患者平均存活10个月,寿命比没有接受这一治疗的患者延长了4个月,这是第一个可以延长黑色素瘤患者生存期的疗法,医学界为之震惊。

几乎与阿利森同时期,日本京都大学教授本庶佑发现了T细胞上的另一个"刹车"分子——PD-1。PD-1全称"程序性死亡受体-1",是一种重要的免疫抑制分子,其配体为PD-L1。PD-1免疫疗法的作用机制是针对PD-1或PD-L1设计特定的蛋白质抗体,阻止PD-1和PD-L1的识别过程,部分恢复T细胞功能,使T细胞可以杀死肿瘤细胞。临床试验发现PD-1/PD-L1抑制剂对多种肿瘤都有良好的活性,可带来持久的缓解,目前已有两种PD-1抑制剂药物被批准在美国上市,在治疗黑色素瘤、结直肠癌、霍奇金病和非小细胞肺癌领域均取得振奋人心的效果。

此外,科学家们还发现,仅仅通过主动免疫刺激抗肿瘤T细胞免疫抑制肿瘤生长的办法,收效甚微。为了克服癌症通过免疫逃逸限制杀肿瘤T细胞的增殖,将T细胞在体外修饰并增殖放大后放回体内的T细胞治疗方法应运而生。

随着技术的日趋成熟,T细胞相关的免疫治疗在多种实体瘤和血液肿瘤的临床治疗中取得了较好疗效。一旦我们体内的免疫系统足够强大、免疫功能足够协调,抗癌之战就进入了"战略反攻"阶段,临床治愈指日可待。

(尹 琦 任 涛)

三十八、NK 细胞——广谱抗肿瘤细胞的卫士

癌症已经成为中国首要的死亡原因和一个重要的公共卫生问题。几十年的抗肿瘤努力，从基础研究到临床研究，抗肿瘤治疗取得了实实在在的进步。免疫治疗因其有效性、安全性，成为继手术、放疗、化疗、靶向治疗后抗肿瘤治疗领域的一场革新。

在这里我们重点科普一下"自然杀伤细胞"，又称 NK 细胞。NK 细胞来源于骨髓，属于淋巴系统，分布于外周血中，它具有广谱杀伤肿瘤细胞的能力，是抗肿瘤的第一道防线。NK 细胞主要通过免疫监视和免疫清除发挥抗肿瘤作用，其作用机制如下：一是 NK 细胞非特异性地识别肿瘤细胞，一旦作用于肿瘤细胞后，通过穿孔素、NK 细胞毒因子、肿瘤坏死因子等细胞毒性颗粒快速杀伤肿瘤细胞；二是通过细胞表面合成的蛋白激活肿瘤细胞的凋亡系统，从而杀死肿瘤；三是通过与肿瘤细胞表面抗体结合发挥细胞毒性作用，进而消灭发生突变的肿瘤细胞。

目前，对 NK 细胞的抗肿瘤研究已经不仅仅局限于细胞层面。多项临床研究结果显示，肺癌、肠癌、乳腺癌、肝癌、黑色素瘤等患者经 NK 细胞免疫治疗后有良好的治疗效果。

以肺癌为例，2014 年有文章报道，通过体外扩增 NK 细胞和细胞毒性 T 细胞混合的效应细胞，即过继性免疫治疗可以延长非小细胞肺癌患者的生存期；2016 年有研究发现，同种异体 NK 细胞与晚期非小细胞肺癌的冷冻手术治疗具有协同作用，不仅增强了患者的免疫功能，改善了生活质量，并且显著提高了反应率和疾病控制率，并初步确定其安全性。

以肠癌为例，有报道称，转移性结肠癌患者的 NK 细胞功能状态下降，脐带血干细胞衍生的 NK 细胞对该疾病显示出显著的抗肿瘤功效。同时，该研究中使用的脐带血干细胞衍生的 NK 细胞在 2016 年的急性骨髓性白血病（AML）患者的临床试验中也被发现是安全有效的。

由此可见，NK 细胞具有很强的抗肿瘤作用，疗效确切并且不良反应小，临床应用前景良好，为癌症患者带来新的希望。

（王凯玲　任　涛）

三十九、癌症免疫治疗时代来临

2013 年,世界肺癌大会提出"免疫治疗将开启肺癌治疗的新时代"。免疫治疗,最神奇的地方在于以"不抗癌"达到抗癌目的,药物作用于人体免疫细胞,而不是肿瘤细胞。所谓"扶正祛邪","扶正",乃激活人体自身的免疫系统;"祛邪",即通过人体免疫系统,识别并杀伤肿瘤细胞。如此一来,既避免了传统化疗药"杀敌一千,自损八百"的惨烈,又不会陷入靶向药物获得性耐药的宿命。

正常情况下,机体能够识别并及时清除非正常细胞。然而,在恶性肿瘤发生、发展过程中,肿瘤细胞和免疫系统"斗智斗勇",逃避免疫系统的杀伤,其中 PD-1/PD-L1 发挥着至关重要的作用。T 细胞扮演着"警察"的角色,肿瘤细胞则是"坏蛋",它身上携带着能攻击"警察"身上 PD-L1 位点的武器 PD-1,而抗 PD-1/PD-L1 制剂则能阻断这条通路,解除肿瘤细胞对 T 细胞的抑制,加强免疫系统对肿瘤的识别杀伤作用。

目前,临床上常用的免疫治疗药物有抗 PD-1 抗体纳武单抗(Nivolumab)、派姆单抗(Pembrolizumab)和抗 PD-L1 抗体阿特朱单抗(Atezolizumab)。近几年来,几项大型临床试验结果陆续公布,为免疫治疗的应用指引了方向。

有研究分别在鳞癌和非鳞癌非小细胞肺癌中做同标准单药多西他赛的二线治疗比较,结果显示,纳武单抗无论在鳞癌还是非鳞癌患者二线治疗中,疗效均显著优于多西他赛,且患者更能耐受纳武单抗,不良反应较少。

有研究显示,有 50% 以上肿瘤细胞表达 PD-L1 的患者可能对派姆单抗治疗更有效。另有研究表明,阿特朱单抗显著改善非小细胞肺癌患者的生存质量,改善程度与 PD-L1 的表达相关。

2016 年欧洲临床肿瘤学会(ESMO)上公布的重磅级结果——KEYNOTE-024 更是掀起了晚期驱动基因阴性肺癌治疗格局的"变天"。免疫治疗在一线治疗无驱动基因突变的晚期非小细胞肺癌战场轻取传统化疗,无进展生存期(PFS)的提高刚好超过了 2015 年公布的肿瘤治疗价值——药物治疗鳞癌或腺癌,其 PFS 必须延长 3 个月以上才能在临床上被接受。总生存期(OS)上也赢了,风险比(HR)为 0.60,意味着死亡率和危险性减少了 40%,而且从生存曲线来看,两条曲线从一开始就渐趋分离,说明药物疗效并不是后续治疗维持的作用,而是开始使用时即出现疗效。此项研究为无靶向基因突变的晚期非小细胞肺癌患者提供了新的治疗策略。

免疫治疗相关的临床研究还有很多,且已经从二线治疗推向一线治疗,从单药使用逐渐探索到联合治疗,在此不再一一列举,仅将研究结果做一个归纳,粗略阐述哪些肺癌患者更能从免疫治疗中获益。

(1) PD-L1表达越高,临床获益越明显。美国国立综合癌症网络(NCCN)指南推荐一线治疗前检测PD-L1状态。

(2) 肿瘤突变负荷(TMB)越高,临床获益越多,各瘤种趋势一致。

(3) 驱动基因突变阴性患者获益明显。

(4) 体力状况(PS)评分为0~1分患者耐受性更好,免疫治疗特有的不良反应需引起高度重视,体力状况(PS)评分大于2分的、高龄的肺癌患者慎用免疫治疗。

免疫治疗听起来很遥远,其实近在眼前,中国的肺癌患者正在走近免疫治疗。未来的路很曲折,却也充满希望。

(吴凤英 任 涛)

打|鼾|

四十、打鼾者，做做"睡眠呼吸监测"

对打鼾者而言，要了解自己究竟是单纯性打鼾，还是患了睡眠呼吸暂停综合征，必须进行整夜的睡眠监测才能确定。

整夜睡眠监测，医学上称多导睡眠图监测（简称 PSG），监测项目包括心电图、血氧饱和度、脑电图和肌电图等，同步记录夜间多种生理参数，用于评价睡眠的时相、觉醒、呼吸和心脏功能及睡觉时的体位等。通过睡眠监测，医生不仅能了解患者是否患有睡眠呼吸暂停综合征，还能对患者睡眠过程中的心律及心率的变化、睡眠质量与觉醒情况，以及是否缺氧等做出综合评价，并依据监测结果判断疾病的轻重程度，选择合适的治疗方案。

一般来说，下列 8 种情况应进行整夜多导睡眠图监测：①确诊有没有睡眠呼吸暂停综合征。②对睡眠呼吸暂停程度进行评价。③实施呼吸机治疗前，进行压力调节。④治疗后的疗效评价。⑤对病情反复者进行重新评估。⑥有夜间癫痫发作者。⑦部分失眠者。⑧有其他睡眠疾病者，如睡眠期行为异常、睡眠时出现暴力行为等。

检查前，要做好以下 8 项准备工作。

（1）测试当天，可照常工作或活动，但不要午睡，尽可能保持平时的状态。

（2）自测试当天中午起，不要饮用刺激性饮料，如咖啡、茶、酒和汽水等。因为这些饮料除了会兴奋神经中枢，导致入睡困难外，还可能使睡眠时肌张力发生变化，影响测试结果。

（3）测试前，不要使用镇静药物，以免加重睡眠呼吸暂停，影响检查结果。

（4）测试前，应洗头和沐浴，但不要使用润肤油和发胶，男士在检查前应剃须。因为许多监测信号(如脑电图、眼动图、肌电图等)需通过贴在皮肤上的电极获得，清洁的皮肤是保证获得高质量信号的基础。此外，技术员还会使用一些化学试剂来清除安放电极处皮肤上的油脂，以获得最佳信号。这些试剂不会对人体造成危害，不必担心。

（5）检查当天不要服用泻药，检查前不要大量饮水。因为检查时需要连接许多电极，患者应尽可能减少起夜次数，以保证检查质量。

（6）若正在服用某些药物，应告诉医生所用药物的名称、用法和用量。

（7）若正患感冒或鼻炎等疾病，应推迟检查日期。

（8）带好洗漱用品。

多导睡眠图监测（PSG）是无创检查。医生只需在受试者身上连接一些电极即可通过电脑进行监测，具体过程如下：①受试者在晚 9 时左右到睡眠监测中心，医生通过询问病史、交谈等方法使其保持平静。②检查开始时，监测人员为受试者连接检测所需的电极和导线。③受试者入睡，关闭房灯，由中央监测电脑对其夜间睡眠情况进行实时监测。④次晨 6～7 时结束监测，取下电极并清洁皮肤。

（李庆云）

○ 摘编自《大众医学》2009 年第 5 期

四十一、打鼾者不该犯的 4 种错

研究发现，打鼾伴呼吸暂停会导致高血压、心脏病、脑血管意外、代谢紊乱，甚至猝死。然而，目前真正得到治疗，并坚持治疗的打鼾患者并不多。究其原因，主要与大众对该病的认识不足有关。人群中认为打鼾是病，需要治疗的只有40%左右。

错误 1: 打鼾不是病，不需要治疗

打鼾司空见惯，常被人们认为是正常现象。有人甚至还认为打鼾是睡得香的表现。这其实是一种片面的观点。其实，打鼾可分为两种情况：一种为偶尔的打鼾，一种为习惯性打鼾并伴有睡眠中途呼吸暂停。后者是引起一系列并发疾病的根源，如高血压、冠心病、糖尿病、高脂血症、脑血管意外等，同时也是导致白天嗜睡，进而引起工作失误、交通事故的重要因素。近年来，多项国际研究显示：睡眠呼吸暂停综合征患者中高血压的发病率为 45%～58%，明显高于一般人群(10%～19%)。夜间睡眠时，每小时增加一次呼吸暂停，高血压的发病率增加 1%。

打鼾可能是潜在疾病的一种表象，需要及时就医，以便获得医生的诊断和治疗建议。

错误 2: 打鼾治不好，不如不治

部分打鼾患者在自行服用了一些药物后，疗效并不满意，便认为打鼾没有好的治疗办法，于是任其发展。事实上，目前临床上有多种方法可以治疗打鼾。一种是自我行为调节法，包括控制饮食和体重、适当运动、戒烟、戒酒、停用镇静催眠药物和其他会引起或加重睡眠呼吸暂停的药物、侧卧位睡眠、适当抬高床头、保持鼻部通畅、白天避免过度劳累等；另一种是临床治疗方法，包括口腔矫治器、手术、无创呼吸机治疗、等离子射频以及部分药物等。

治疗打鼾的手段很多，根据患者病情轻重不同，治疗方法也各异。一旦明确诊断，患者应咨询专业医生，由医生根据病情选择适宜的治疗方案。

错误 3：手术后鼾声消失了，说明手术有效

根据睡眠呼吸暂停综合征患者的病情分型和严重程度，所采用的手术方式有所不同，包括耳鼻喉科手术、口腔科手术、颌面外科整形手术等，因此对手术的疗效不能一概而论。手术治疗能否一劳永逸也是因人、因病情而不同的。需要明确一个观念——解除打鼾并不一定能有效解除睡眠时的呼吸暂停。由于打鼾主要是由于软腭震颤引起，因此切除部分软腭组织的手术能使 90％的睡眠呼吸暂停综合征患者的鼾声大大减低。但是，其中大多数患者在睡眠时仍会发生频繁的呼吸暂停、缺氧及睡眠紊乱，这些依旧会严重威胁患者的健康。

术后疗效的判断不能单单以鼾声的消失为标准，需要定期进行多导睡眠监测，以确定手术疗效，并决定是否需进一步治疗。

错误 4：妇女和儿童打鼾不要紧

提起打鼾，人们总是和肥胖、醉酒的男性联系在一起，其实女性和儿童也同样会出现打鼾和睡眠呼吸暂停综合征。虽然流行病学调查发现，女性睡眠呼吸暂停综合征的发生率仅为男性的一半（2％），但是对身体健康的危害无异于男性。值得一提的是打鼾对孕妇的影响，打鼾的孕妇患高血压的危险增加了 2 倍，发生先兆子痫危险增加了 2.2 倍，其胎儿宫内发育缓慢的危险增加了 3.5 倍。因此，女性打鼾更需重视。儿童正处在生长发育期，睡眠呼吸暂停对身体健康的影响更不容忽视。

特别提醒

除夜间睡眠时有打鼾和呼吸暂停外，患儿还会出现上课犯困、智力低下（有时被误认为弱智）、记忆力不好、懒散、注意力不集中、学习成绩差、生长发育迟缓、白天行为异常或性格古怪等症状，家长若发现自己的孩子有上述异常，应及时带其去医院诊治。

（李庆云　李　敏）

○ 摘编自《大众医学》2008 年第 1 期

四十二、孩子睡觉打呼噜要小心

小明今年8岁了，上小学一年级。最近家长发现他在睡觉时呼噜声很响，而且老是张着嘴睡觉，早上起来感觉口干，白天上学注意力不能集中，学习成绩下降。父母很苦恼，于是带他到医院就诊。经过检查，小明被确诊为睡眠呼吸暂停综合征。给予相应治疗后，孩子前述表现逐渐减轻，上课时注意力也集中了，成绩进步，受到老师的表扬。

近年来，成人打呼噜越来越受到重视，但是儿童打呼噜的现象还没有得到应有的关注。事实上，儿童中睡眠呼吸暂停现象并不少见。据调查，7％～9％的儿童有习惯性打呼噜，睡眠呼吸暂停的发生率为2％左右，大多数习惯性打呼噜的儿童不一定有睡眠呼吸暂停。睡眠呼吸暂停可见于任何年龄段的儿童，最早者在新生儿期即可发病。

由于儿童正处在生长发育期，睡眠呼吸暂停对身体健康的影响不容忽视。另外，儿童生理特点与成人不同，因此临床表现有其特殊性。主要表现有夜间鼾声较大、张口呼吸、吸气时可见胸部内陷，有时出现夜惊、遗尿频繁、睡眠期动作异常。睡眠呼吸暂停还和夜间癫痫发作相关。白天则表现为频繁打瞌睡，同时可伴有其他异常表现，如注意力不集中、好动、性格突然改变、智力减退、学习成绩下降等。有的儿童表现出发育滞后，尤其在身高方面。

儿童打呼噜和睡眠呼吸暂停的临床表现并非具有特异性，以至于人们容易和以下疾病混淆。

（1）缺钙。患儿夜间睡眠不宁，而且因长期吸气阻力增大而导致胸廓发育畸形（鸡胸），容易被误诊为"儿童缺钙"。如果观察到有打鼾、明显夜间呼吸不畅等症状，则可能是由于睡眠呼吸暂停造成。

（2）智力障碍。因患儿睡眠质量受到严重影响，表现出白天嗜睡、记忆力下降、学习成绩差等症状,容易被误认为是"智力障碍儿童"。所以,不要轻易给孩子下"弱智"的定论,需考虑到睡眠呼吸暂停的可能。

(3) 慢性鼻炎和咽炎。患儿打鼾多数是因为扁桃体、腺样体肥大引起的,患儿有鼻塞、流涕、头痛等症状,易被误诊为慢性鼻炎。另外,由于夜间张口呼吸,常常导致口干、咽部不适,易被误诊为咽炎。

对于儿童来说,引起睡眠呼吸暂停的主要原因是扁桃体、腺样体肥大,或鼻部、颌面部畸形以及肥胖等。经过治疗,大部分孩子的症状会得到改善。

(李庆云)

○ 摘编自《康复》2007 年第 5 期

四十三、小小打鼾，怎会险些送命

最近，54岁的李女士遭遇了很多"怪事"：洗菜时不小心睡着了，醒来后发现厨房里满地是水；乘地铁常因睡着而坐过站；一次乘公交车，她站着睡着了，手一松，一头栽倒在地上……两周前，她在杂志上看到一篇有关打鼾的科普文章，发现自己的情况和文章里描述的情形很像——夜间睡觉打鼾、白天嗜睡。她不明白文章里提到的"阻塞性睡眠呼吸暂停综合征（OSAS）"到底是什么病，便去医院就诊。果然，睡眠监测提示她患了重度OSAS。在医生的强烈建议下，李女士开始试用呼吸机治疗。使用的第一晚，奇迹发生了，她不仅一觉睡到天亮，没有像以前一样被"憋醒"，且起床后感到头脑异常清醒。她兴奋地告诉医生，这真是多少年来没有的事情！

65岁的刘阿婆最近常在夜间时有胸痛的感觉，在社区医院就诊，医生怀疑她患了冠心病。一周前，刘阿婆感冒了，竟很快陷入昏迷。家人急忙将刘阿婆送去急诊。医生检查后发现，刘阿婆血压下降，心电图提示有心肌缺血，血气分析提示有呼吸衰竭，当即行气管插管，接上呼吸机，并发出病危通知书。当大家都认为刘阿婆"凶多吉少"的时候，她却奇迹般地醒了过来！经仔细询问病史，医生发现刘阿婆睡觉时有打鼾现象，便让她做了一次睡眠监测。结果表明：刘阿婆患有重度OSAS。终于，导致刘阿婆胸痛、昏迷的根源被找到——不是冠心病，而是睡眠呼吸暂停！

小张今年 24 岁,体重 120 千克,晚上睡觉"鼾声如雷",白天工作"瞌睡连连"。一个月前,小张因"包皮感染"在医院急诊室"吊盐水",不料病情突然加重,出现嗜睡、乏力、呼吸困难、昏迷等症状,血气分析提示呼吸衰竭。急诊医生给予无创呼吸机支持治疗后,他才清醒过来。经进一步检查,医生诊断他患有重度 OSAS。

打鼾伴无法克制的嗜睡,可能是 OSAS 重症患者。肥胖者易患 OSAS,且小小感染即可诱发呼吸衰竭等严重问题。患有 OSAS 的老年人应及时治疗,以免出现呼吸衰竭、昏迷等严重并发症。

(李庆云　顾淑一)

○ 摘编自《大众医学》2009 年第 5 期

肺｜血｜管｜病

四十四、被忽视的晕厥因素：肺血管病

当一个人出现晕厥时，大家往往会首先归因到冠心病、心肌梗死、心律失常等常见疾病之上，却不曾想到还可能由肺血管病所致。

人体的右心室与肺动脉相连接，如果肺血管发生病变，远端肺动脉血流就会受限，右心室无法将血液循环至左心室，就会导致脑部供血不足而发生晕厥。

急性肺栓塞发生时，由于下肢静脉血栓脱落，大块血栓随着血流漂动，阻塞肺血管，导致右心室急剧扩张、血压下降，就会引起晕厥，高危肺栓塞患者的死亡风险大于15％。此外，肺动脉高压也是一类以肺血管阻力进行性增高，最终导致右心衰竭的恶性疾病。在肺动脉高压的患者中，有12％以晕厥为首发症状，41％确诊肺动脉高压时存在晕厥症状。出现晕厥症状者，就预示着病情较重，预后更差，病死率高。

需要特别注意的是，肺血管病儿童或年轻人反复出现晕厥，经常会被误诊为癫痫。但值得庆幸的是，这类患者肺血管处于病变早期，并且多以肺血管痉挛为主，虽然反复晕厥，但心脏结构和功能受累并不严重，此时若急性血管扩张试验证实阳性，那么使用钙离子拮抗剂治疗预后较好。

（姜 蓉 刘锦铭）

○ 摘编自《新闻晨报》2013 年 6 月 18 日

—— 专家简介 ——

刘锦铭

刘锦铭，同济大学附属上海市肺科医院肺循环科主任、肺功能室主任，教授、主任医师、博士生导师。中华医学会呼吸病学分会肺血管病学组委员，中国医师协会呼吸医师分会委员，上海市医学会呼吸病学专科分会委员、肺血管病学组组长。擅长肺血管病、慢性阻塞性肺疾病（COPD）及哮喘的诊治和肺功能应用等。

四十五、被误诊的"冠心病"

　　孙阿姨今年 70 岁,身体一直非常健硕,和老伴经常一起旅游,安享晚年。1 年前,孙阿姨开始出现劳累后胸闷气促,伴有乏力。孙阿姨家住在四楼,起初爬到四楼时出现明显呼吸困难,以为是上了年龄的缘故,多休息一下就好了,也没有特别放在心上。一直到症状始终不缓解,而且越来越重,才在家人的陪同下去了医院心内科检查。

　　心内科医生考虑孙阿姨一直有糖尿病病史,认为劳累后胸闷不适可能为冠心病所致。行心电图检查示窦性心动过速、偶发室性早搏、ST 段改变,超声心动图提示轻度肺动脉高压,肺动脉收缩压 39 毫米汞柱。

　　心内科医生结合孙阿姨的心电图出现明显缺血表现,诊断孙阿姨有冠心病,给予拜阿司匹林、硝酸酯类、倍他乐克等规范的冠心病的治疗。孙阿姨严格按照医嘱规律服药,但气促症状不但不见缓解,反而越来越厉害。

　　半年后,孙阿姨平路行走几步即感气促,严重影响日常生活,并出现胸痛症状,就诊于另一家医院心内科,医生行冠脉 CTA(CT 血管造影)未见明显异常,并建议就诊专科医院进一步诊治。

　　孙阿姨来同济大学附属上海市肺科医院肺循环科门诊就诊,医生考虑老年人出现上述症状需警惕左心衰竭、慢性肺部疾病及慢性肺栓塞引起肺动脉高压的可能,收住入院。入院后医生给孙阿姨安排了肺动脉血管成像(CTPA),进一步证实双下肺动脉分支内肺栓塞。医生制订了抗凝治疗方案,孙阿姨的胸闷、胸痛症状逐渐得到了缓解。

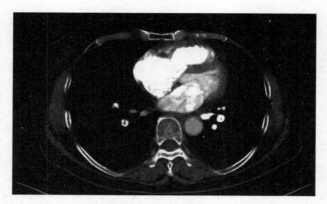

▲肺动脉血管成像，双下肺动脉内有栓子

　　肺栓塞是肺动脉系统被各种栓子阻塞而引发的一组疾病或临床综合征，包括空气栓塞、肺血栓栓塞症、羊水栓塞以及脂肪栓塞综合征等。肺栓塞为一种多见的心血管疾病，发病率较高。

　　由于肺栓塞具有多种临床表现且没有特异性，因此极易发生误诊或漏诊。肺栓塞被误诊的常见原因有：①错误地认为肺栓塞是一种比较少见的疾病，在临床鉴别诊断中鲜有医生想到肺栓塞；②大部分患者症状表现为缺乏肺栓塞典型三联征或X线胸片典型阴影等有特异性的表现；③忽略肺栓塞易发因素，例如长期制动、卧床、深静脉血栓、下肢静脉曲张、慢性心肺疾病、创伤手术、肿瘤、糖尿病以及妊娠等；④心电图检查显示ST-T段发生改变，特别是老年患者合并高血压疾病史等，经常被临床医师误诊成冠心病，而忽略了肺栓塞的情况；⑤没有行D-二聚体和血气分析检查。

　　慢性肺栓塞具有多种临床表现且没有特征性，很容易被误诊或漏诊，临床医生应该增强肺栓塞的认识，加强对冠脉造影显阴性老年患者的筛查，增强对肺栓塞，特别是慢性肺栓塞的临床诊断意识，若有怀疑应立即采取血气分析、血浆D-二聚体的检测和下肢彩超、肺动脉螺旋CT增强检查，减少误诊率。临床上早诊断、早治疗，积极采取抗凝治疗，疗效可靠。

（姜　蓉　刘锦铭）

四十六、当心瘦身产品引起的心脏病

　　春娇是一个年轻漂亮的姑娘，皮肤白皙，身材姣好，也有一份令人羡慕的工作，在别人看来，春娇人生美满。可是最近几个月，春娇觉得自己干活越来越吃力，爬到 3 楼就气喘吁吁，甚至要中途停下来休息一下。起初她没很在意，以为是加班劳累所致，加强锻炼就会慢慢恢复。可事与愿违，春娇气喘得越来越厉害，胸口好像压了块石头，嘴唇也渐渐有点发紫。有一次，春娇爬楼梯速度快了点，出现眼前发黑，差点晕倒。家人急坏了，赶紧陪着她到处求医。

　　春娇去了多家医院看病，用了抗生素、平喘药，但吃了药之后也没有明显好转，仍然没有搞清楚到底得了什么病。

　　后来，春娇到了专科医院肺循环科就诊。听了春娇的诉说后，医生进行了体格检查，发现春娇口唇发绀、肺动脉瓣第二心音亢进、三尖瓣区可闻及收缩期反流杂音、颈静脉充盈、下肢轻度水肿。医生告诉春娇，她可能得了肺动脉高压，安排她住院进一步诊治。

　　住院期间，春娇接受了一系列检查，并最终通过右心导管检查确诊患有严重的肺动脉高压。医生告诉春娇，在无药治疗的年代，特发性肺动脉高压患者的平均生存时间只有 2.8 年。现在随着医学的进步，陆续有治疗肺动脉高压的药物上市，患者的平均生存时间有了显著的提高，1 年的生存期可由不到 30% 改善到 90% 左右。医生鼓励春娇积极接受治疗，不要放弃。

　　春娇伤心之余非常迷惑，不知道自己怎么会得了肺动脉高压。医生仔细询问病史，得知春娇几年前为了瘦身曾服用过含有右芬氟拉明的减肥药，并通过一系列检查排除了其他因素导致肺动脉高压的可能性，最终诊断为减肥药相关性肺动脉高压。

根据春娇的实际情况，医生建议进行长期西地那非联合波生坦片治疗。经过一段时间的治疗，春娇感觉气喘的症状好多了，嘴唇也没有原来那么紫了，日常活动能力也有了提高。在身体允许的情况下，春娇又回到了工作岗位。

许多药物和肺动脉高压的发病有关，其中阿米雷司、芬氟拉明、右芬氟拉明、苯丙醇胺、金丝桃等都是减肥药的成分。1967 年到 1973 年，含阿米雷司的减肥药上市，导致欧洲肺动脉高压的发病人数猛增十倍。世界卫生组织于 1973 年召开了第一届肺动脉高压大会，制定了首个肺动脉高压的诊疗规范。1996 年，美国批准右芬氟拉明上市后，发现肺动脉高压的发病率明显升高。最新研究发现，含金丝桃和苯丙醇胺的非处方减肥药可增加特发性肺动脉高压的发病风险。有资料显示，即使经过治疗，减肥药相关性肺动脉高压的预后也可能比特发性肺动脉高压更差。

目前认为，口服此类减肥药 3 个月以上，发生肺动脉高压的风险会明显增加。但也有报道服药 23 天就发病的。而且，这种风险在停药后并不会消失，至少能持续 10 年。上述提到的药物是正规制药公司生产的减肥药，而许多小企业生产的号称"纯中药"的减肥药中常添加违禁药物或是超剂量使用药物，其安全性更值得怀疑。

减肥药导致的肺动脉高压在临床特点和病理学特点上与特发性肺动脉高压相似，呼吸困难是患者最常见的症状。需要注意的是，如果临床医生怀疑患者为特发性肺动脉高压，均要常规询问有无食欲抑制剂的应用史。鉴于最初这类患者病情进展迅速、病死率高、缺乏积极有效的内科治疗措施，所以在 20 世纪 90 年代初以前的治疗原则是，这类患者一旦被诊断为肺动脉高压，就应该考虑进行肺移植。

但自从前列环素、内皮素拮抗剂等新一代药物问世以后，这类患者的预后发生了很大的改变，生存时间和生活质量得到了明显的提高，进行肺移植的患者数量也在减少。

对于减肥药相关性肺动脉高压最好的治疗措施，其实就是避免使用这类药物、禁止生产这类药物。普通大众应该提高警惕，尽量不要服用减肥药，或者在服用任何减肥药前首先咨询心血管专科医生，一定要在医生处方指导下使用。

（姜　蓉　刘锦铭）

四十七、产后气短，警惕肺动脉高压

门诊碰到很多初诊的年轻妈妈，产后运动耐量明显下降，爬两楼即出现胸闷气短症状。但绝大部分患者起初并不在意，认为是产后肥胖或坐月子还没恢复。等出现严重症状，发生明显气促、下肢水肿，甚至晕厥，才引起重视。她们通常辗转各科，做很多检查却病因难寻，最终行超声心动图后发现右心明显增大、重度三尖瓣反流、重度肺动脉高压才到肺循环科就诊，被确诊为肺动脉高压。部分患者甚至出现严重右心衰竭，危及生命。

肺动脉高压(PAH)是一类以肺小动脉重构和肺血管阻力进行性增加为特征，最终导致右心衰竭甚至死亡的恶性心血管疾病。特发性肺动脉高压比较少见，但相关疾病包括风湿病、左心疾病、先天性心脏病等所致的肺动脉高压并不少见。

PAH 好发于女性，具体机制尚不清楚，性激素水平的变化及遗传变异或许是两个可能的合理解释。但是目前报道性激素对 PAH 的作用也是多方面的，一部分研究认为雌激素是危险因素，孕期循环系统中雌激素和黄体酮水平不断升高，产后雌孕激素水平逐渐下降。PAH 患者常见于孕期激素水平发生急剧变化时，这提示 PAH 与雌激素暴露有关。

国外研究报道肺血管内皮损伤与雌激素暴露有关，许多病例报道 PAH 发生在围产期女性和服用药物性激素治疗的女性，也有学者报道一位来自 PAH 家族的 64 岁女性在进行激素替代治疗 3 个月后出现 PAH。最近一项关于雌激素暴露的研究入选 88 例肺动脉高压患者，其中 81％PAH 患者曾服用雌激素，70％患者使用雌激素治疗超过 10 年。

虽然目前性别、怀孕、性激素与肺动脉高压之间的复杂关系尚未完全明确，但是 PAH 多累及女性是一个明确的特征,提示性激素与 PAH 发病机制存在密切联系。对普通大众来说,能做的就是不要忽视产后气短症状,提高对"肺动脉高压"的警惕意识,早就诊、早筛查、早诊断、早治疗,让年轻妈妈享受属于她们最美好的人生阶段!

(赵勤华　刘锦铭)

○ 摘编自"好大夫在线"赵勤华大夫的个人网站 2017 年 2 月 21 日

四十八、不能轻视的另类"高血压"

最近一年,小月常常感到疲乏,平时一口气能爬到5楼,不知怎的现在爬到2楼就觉得像头老黄牛一样"呼哧、呼哧"。以前纤细的小腿,还时不时会变粗,手指一压一个坑。一次,小月在快跑赶公交车的时候,竟然晕倒了。

小月去医院检查,终于发现了身体不适的原因——肺内的循环系统出现了高血压,这个疾病的名字叫"肺动脉高压"。小月心里一松,觉得终于知道了自己的问题,不就是"高血压"嘛,没多大关系。

但是,医生表情严肃地告诉小月:如果不治疗,肺动脉高压是一种快速致死性疾病。这种疾病必须到专科医院及时治疗。

我们熟悉的用袖带在上臂所测的血压,称为"体循环血压",其反映左心与身体其他部位之间的压力差(不包括肺部)。"高血压"一词的经典含义代表体循环动脉高血压,其较易测量且相对容易治疗。肺动脉高压,则是指肺内血管系统血压升高。相比而言,诊断肺动脉高压更为困难,而且治疗棘手,面临更多的挑战。

肺循环血流所受阻力仅为体循环的五分之一,肺血管对压力的升高很敏感。肺动脉高压对肺血管和心脏都会产生不良影响,其影响多从肺血管开始发生,最初肺血管壁增粗且往往会处于收缩状态。这种缩小(或堵塞)血管内径的目的是使其血流量减少。这就像压住水管的喷嘴,反而会使水从喷嘴缝隙喷出,其水流压力反而更大、更具有破坏力。

如果将水管的喷嘴压得更紧,会发现水管由于压力大而变得更僵硬。这与肺动脉高压下血液不能顺畅进入肺部一样,压力按顺序传至心脏,从而使得心脏泵血变得越来越难,甚至不能维持正常泵血功能,致使通过肺循环的血流量在单位时间内减少,导致肺循环氧含量下降。患者因此会感到疲乏、眩晕和气短,甚至发生晕厥。

肺动脉高压心力衰竭患者表现为运动耐量越来越差、反复水肿、食欲减退，并出现胸水、腹水，反复因为走路困难、心力衰竭而住院。住院期间给予改善心功能治疗后，患者症状改善出院，但过一段时间还会因病情反复住院，严重时可发生猝死。

目前，肺动脉高压患者如果得到正确的治疗，可以正常生活很长时间，就像"高血压"一样被有效控制。找到熟悉肺动脉高压的专科医院和专科医师尤为关键，可以保证正规的康复之路。

（姜　蓉　刘锦铭）

○ 摘编自"好大夫在线"刘锦铭大夫的个人网站 2014 年 8 月 14 日

四十九、生死时速

　　韩阿姨今年 66 岁了,退休前是名会计,退休以后和爱人张伯伯在儿子家带孩子。现在孩子上小学了,韩阿姨总算舒了口气,准备好好规划一下自己的晚年生活。谁知,今年单位体检时,韩阿姨的肺部 CT 检查发现右肺磨玻璃小结节影,有可能是癌症。得知这个结果后,韩阿姨全家的心情都蒙上一层阴影。好在医生告诉韩阿姨,那个结节如果是癌症,也是非常早期的肿瘤,手术切除后不会有太大问题。

　　手术很顺利,的确是早期的肺癌,全家悬在半空的心总算落下。张伯伯不分日夜守候在床边,端茶倒水;儿子小张和媳妇小茗一天三顿为韩阿姨做菜,鱼汤、鸡汤、炖肉轮流换。虽然韩阿姨手术伤口还是疼,但心口却是暖暖的。手术医生查房时觉得韩阿姨恢复得很不错,建议早日下床进行康复治疗。

　　术后第三天清晨,韩阿姨醒来觉得手术伤口疼痛好多了,整个人也轻松了不少。韩阿姨准备起来尝试自己上厕所,张伯伯不放心,还是在旁边扶一把。躺了几天,韩阿姨觉得走路腿上没劲,轻飘飘的。刚到厕所,突然间胸口一闷,感觉一大块石头压在胸口,透不过气来。那一瞬间,韩阿姨觉得自己要死了,只听到张伯伯焦急又撕心裂肺的呼唤声越来越远,接着眼前一黑,什么都不知道了。

　　床头一阵急促的响铃把睡梦中的呼吸内科值班医生王漪惊醒,她接起电话就听到对方急促的叫声:"小王,我们外科 3 床心跳没了,正在抢救,快来帮忙!""心跳没了?!"一句话刺激得王漪全无睡意。一看手机时间,5:33,急急忙忙披了件白大褂,飞奔去外科楼。赶到外科病房的时候,王漪看了一下手机时间,5:37,心里嘀咕了一下:"时间正好。"外科 3 床病房外面已经站了不少围观群众,门口一旁站着一位悲恸的男子,不时往病房里面探望。

　　王漪穿过人群来到病房里面,发现医生、护士已在患者旁边围成了一圈。监护仪"滴滴滴滴"短频的声音让人不由紧张起来。王漪看了一下监护屏,血压60/34 毫米汞柱,心率 112 次/分钟,波形一看就是按压心率,指末氧饱和度的一行没有显示。看这情形,凶多吉少。

　　医生们一边抢救一边交流,目前高度怀疑肺栓塞。麻醉科小吴也拎着个气管插管的蓝色小方盒赶到了。不一会儿,插管、上机,小吴行云流水般地搞定了患者的气道开放;再看监护仪时,最后一行指末氧饱和度已经到了 88%。王漪心里暗暗称赞道:"真是漂亮!"

"小王,是肺栓塞吧?"外科主任总算可以不捏着球囊和王漪对话。

王漪看着病史,理了理头绪说:"主任,高度怀疑。患者女性,肺腺癌术后 3 天,下床突发意识丧失,低血压休克,心电图新发 $S_1 Q_{III} T_{III}$,完全性右束支传导阻滞。"

"那我们准备溶栓吧!"外科主任边说边喊护士去拿药。"好的! 溶栓之前,心脏超声再确认一下。"王漪也利索地推来床旁超声心动图。检查显示:右心明显增大,肺动脉收缩压 68 毫米汞柱,右心收缩功能显著减退;左心结构和功能未见明显异常。同时,急诊抽血化验结果也回来了。

心肺复苏近 15 分钟,患者还是不稳定,呼之不应,瞳孔都已 7~8 毫米,心室律在自主和室性间徘徊,多巴胺给药下血压仍波动在 70~80/40~50 毫米汞柱。医生和家属一样焦虑、不安。时间就是生命!

阿替普酶静脉微泵管连接到患者时,王漪下意识地看了看时间,5:47。5 分钟,室颤心律基本消失了;10 分钟,血压回升到了 90~100/50~60 毫米汞柱;15 分钟,瞳孔恢复到了 5 毫米左右;20 分钟,氧饱和度从 88% 竟然升到了 96%;30 分钟,患者呼之能眨眼了……所有的医生、护士都惊叹着奇迹的发生,心中都充满了对生命的敬畏。

那一天,张伯伯和孩子们似乎过了一个世纪,他们甚至已经做好了最坏的打算。就在悲痛快耗尽了他们所有精力的时候,医生告诉了他们一个比较保守的答复:"韩阿姨有可能救回来,但是之后还有可能并发大出血,现在还不敢太乐观。"就这么一点点希望,像寒冬里面的一点点火光,温暖了全家人的心,让大家有了无比的勇气去面对任何风雨。

万幸的是,抢救后第二天,韩阿姨就拔除气管插管了,CTPA(螺旋 CT 肺动脉造影)也证实了肺栓塞。但是后来,韩阿姨的胸管里就出了很多血,张伯伯看得心惊胆战。接下来的三天,韩阿姨基本就处在边流血、边输血之中,张伯伯粗算有十几袋血;但医生还是很坚持地给韩阿姨打低分子量肝素。一周以后,胸管里的血才慢慢不流了。血刚止住,发热就接踵而至,最高体温到 39 ℃,医生说那是合并了肺部感染,需要积极抗感染治疗。那些日子,医生、护士兜兜转转在病房里,张伯伯一家也在她身边忙忙碌碌,韩阿姨觉得一辈子的苦难也不过如此吧。

不知过了多久,韩阿姨体温才恢复正常,气色也一天比一天好起来,家里人悬着的心终于放了下来。韩阿姨也觉得胸闷症状已消失殆尽,感觉似乎又有了新生。医生加用口服的华法林联合抗凝,5天后停用了低分子量肝素,出院前复查血凝指标 INR(国际标准化比值)为 2.1。医生终于让韩阿姨出院了,还嘱托了很多,要她定期到肺循环门诊监测 INR、要注意有无黏膜出血、要注意有无黑便,如果有下肢浮肿、胸口痛、胸闷,就需到门诊随访。

　　1年后,当韩阿姨健健康康地站在王漪门诊室前的时候,感慨万千。张伯伯说:"王医生,当年我们心里也很矛盾,好好的手术为什么就会有这样的坎,后来我们慢慢也懂了,也理解了。无论怎样,你们都是韩阿姨的救命恩人!"

(王　岚　刘锦铭)

肺|纤|维|化|等|

五十、雾霾与呼吸健康

近年来,全国各地接连出现雾霾天气,让"雾霾"这个名词受到大众的关注。顾名思义,雾霾是由雾和霾相结合形成的一种极端天气现象,其主要组成成分是环境颗粒物(PM)。根据颗粒大小,颗粒物一般分为 PM_{10}、$PM_{2.5}$ 和 $PM_{0.1}$。颗粒物的成分也非常复杂,主要分为无机物(重金属离子、多环芳烃、地壳物质等)和有机物(微生物、过敏原等)。颗粒物的来源多种多样,比如工业排放、汽车尾气、建筑灰尘、垃圾焚烧等都会造成空气中颗粒物增多,出现雾霾天气。

我们每天都通过呼吸与外界进行气体交换,因此雾霾对呼吸健康的影响是最直接的和最主要的。雾霾中的颗粒物能够在肺内沉积,刺激气道上皮发生炎症反应,引起各种急、慢性呼吸系统疾病。直径较小的 $PM_{2.5}$ 和 $PM_{0.1}$ 甚至能够通过肺进入血液循环,影响全身各个器官、系统的功能。

雾霾会导致人群出现咳嗽、咳痰、咽部不适、打喷嚏等急性上呼吸道感染的症状,对于支气管哮喘、慢性支气管炎、慢性阻塞性肺疾病等慢性呼吸系统疾病患者,雾霾天气可使病情急性发作或急性加重。如果长期处于这种环境还会诱发肺癌。肺功能是反应肺健康的一个重要指标,雾霾是引起肺功能下降的风险因素之一。肺功能下降会使人出现走路或上楼梯气喘、气短、呼吸困难、易于疲劳等表现。

应对雾霾,我们首先要尽量减少吸入。在雾霾天气时,尽量减少户外活动。外出活动时要做好个人防护,及时佩戴口罩,保护身体其他裸露部位。外出回来要及时洗脸、漱口和清理鼻腔。最好选择温水洗脸,利于洗掉脸上的颗粒物。可用干净棉签蘸清水或淡盐水反复清理鼻腔。同时及时清洗身体其他裸露部位。多饮水、多吃新鲜蔬菜和水果,选择清淡易消化的食物,少吃辛辣刺激食物,可以选择补充适量维生素 D。加强肺功能锻炼,减缓肺功能下降。如果接触雾霾后,出现不适症状或者基础病情加重,需要及时就医。

(王　坚　宋元林)

五十一、戴防毒面罩挡霾没有必要

近来，申城雾霾天气频繁出现，有些市民购买了防尘口罩、防毒面罩等专业级的防护设备来防霾。防毒面罩确实可以阻挡一些颗粒物质、有害物质进入人体呼吸道，但在目前状况下，市民没有必要佩戴防毒面罩。

无论是挑选口罩还是防护面具，都应首先考虑防护对象是什么、暴露水平有多高，要选择有针对性的、能有效防护的产品。其次还应考虑佩戴适合性、密合度、舒适性、购买能力以及佩戴者是否能接受等。

防毒面罩作为一种劳防用品，用来防护人体免被一些酸性气体，如氯气、氯化氢、氟化氢等伤害，主要用于工业化工、汽车喷漆、煤矿开采或实验防护。如果只是为了阻挡雾霾，完全没必要佩戴防毒面罩。这种面罩佩戴起来较不方便，而且也会给生活、工作、行走带来一定不便。

雾霾天气中的颗粒物，特别是直径小于 2.5 微米的颗粒物确实会对人体健康产生影响。但要知道，对人体危害最大的不是颗粒物本身，而是颗粒物上吸附的化学物质，如吸附了致癌物就有致癌可能，吸附了二噁英、重金属等就有其他相关危害。正常人的鼻腔纤毛本身有过滤作用，能够通过纤毛的抖动，将吸入的颗粒物质排出。

对于老人、小孩以及患有呼吸道疾病、基础疾病(糖尿病、高血压等)、肝病的市民来说，由于自身抵抗力较差，雾霾天应尽量减少外出和室外活动，一旦感觉身体不适，要及时就医。慢性呼吸道疾病患者，外出时应戴防霾口罩。

空气净化器虽然能够过滤室内的空气，但无法解决通风问题。使用时还是要注意室内的空气流通。

（周　新）

五十二、肺纤维化：鲜为人知的"隐形杀手"

多数肺纤维化患者找不到真正的患病原因。找不到原因的肺纤维化，通常被称为特发性肺纤维化（IPF）。

提起特发性肺纤维化，它的严重程度和肺癌相当，又是一种严重影响患者生活质量，并且显著增加家庭和社会经济负担的疾病。特发性肺纤维化患者的生存率堪忧，5年生存率比一些肿瘤还糟糕，只有30%～50%。我国目前特发性肺纤维化患病人数在50万左右，且病例还在持续增加。

肺纤维化的人群中，绝大多数患者在疾病早期可能没有任何症状，随着疾病的进展，肺功能逐渐恶化到一定程度，症状才会显现出来。因此，特发性肺纤维化的诊断通常会延误1～2年，超过50%的患者往往看过几个医生后才被明确诊断。有一半的患者被误诊为慢性阻塞性肺疾病、哮喘和充血性心力衰竭或其他肺部疾病。该病在临床上以呼吸困难、干咳、缺氧导致运动受限为主要表现。其中最主要和最突出的症状是呼吸困难、呼吸急促，许多患者将其描述为一种"窒息感"。

在所有肺部疾病中，特发性肺纤维化称得上是"隐形杀手"。特发性肺纤维化最大的问题是漏诊和误诊，当患者出现气促、呼吸困难等症状时已多属于中晚期，肺的通气功能已损害了50%以上，而中晚期特发性肺纤维化发生感染后急性加重、呼吸衰竭的概率明显增加。没有被治疗的患者肺功能下降很快，39%的患者因呼吸衰竭而亡。特发性肺纤维化的急性加重会加快死亡的速度，因急性加重住院的患者，有一半会在住院期间死亡。

诊断特发性肺纤维化需从病史采集、临床症状、检查结果等多方面综合诊断。

（1）需详细采集患者有无风湿类疾病及药物、环境、感染、遗传等情况，寻找肺纤维化可能的病因。

（2）症状和体征。观察患者症状，刺激性干咳伴活动后气促是两个最突出的症状，并且服用止咳药后症状不能缓解；比较明显的体征有杵状指/趾等。

（3）80%的患者肺部听诊有Velcro啰音或握雪音、捻发音，国外通常形容其为拉开尼龙扣带的声音,还有人把它形象地形容为用吸管喝完可乐时的声音。听到这种声音就要高度怀疑是否是特发性肺纤维化。

（4）患者肺部在高分辨力 CT（HRCT）显示下,出现肺外围薄壁小窝蜂阴影,如同蜜蜂蜂巢结构或晒干的丝瓜筋时,不论病变范围多少,都强烈提示为特发性肺纤维化。HRCT 是早期诊断特发性肺纤维化的关键检查。

（5）肺功能指标显示为限制性通气功能障碍。肺功能检查能早些诊断肺纤维化,是一项简单无痛苦的检查方法。

（6）血气检查提示氧气及二氧化碳指标异常。

特发性肺纤维化存在很多合并症,其中呼吸系统合并症主要包括肺癌、肺气肿、肺动脉高压及睡眠呼吸暂停综合征。非呼吸系统合并症主要包括胃食管反流、血栓栓塞疾病、心血管疾病及糖尿病。

长期以来,肺纤维化治疗是全球面临的一个难点。吸氧是改善特发性肺纤维化患者生活质量的重要方法。药物治疗方面,吡非尼酮胶囊具有良好的抗肺纤维化作用,在治疗特发性肺纤维化方面已取得令人鼓舞的成果。

除了上述治疗方法外,同济大学附属上海市肺科医院呼吸科首创的肺纤维化康复呼吸操也可以对疾病起到辅助治疗作用。这套肺纤维化康复呼吸操专门针对肺纤维化患者设计,只有 3 个简单的动作,每个动作 3 分钟,希望肺纤维化患者在力所能及的情况下每天坚持锻炼 2～3 次。呼吸操锻炼的原则是：量力而行,适可而止,不能勉强；循序渐进,不累为度。呼吸科的护士每天都会抽出一段时间教大家练习呼吸操,有需要的患者可以前往学习。

（李秋红 李惠萍）

○ 摘编自《文汇报》2017 年 2 月 13 日

五十三、急性呼吸窘迫综合征防治和预后的核心知识

急性呼吸窘迫综合征的英文首字母缩写为"ARDS",它主要是各种急性、严重的肺内或肺外疾病发展到一定程度时,各种炎性介质导致肺内皮和上皮同时受损的结果。一旦出现 ARDS,预后较为严重,处理也相对复杂和困难,重要在于预防及早期治疗。

ARDS 的病因很多,按性质分类,每类又有若干种疾病或致病因素。ARDS 的病因各异,但是病理生理和临床过程基本不依赖于特定病因,共同基础是肺泡-毛细血管的急性损伤。肺损伤可以是直接的,如胃酸或毒气的吸入、创伤等导致肺内皮或上皮细胞物理或化学性损伤;更多见的则是间接性肺损伤,比如休克、创伤、烧伤和全身感染等。感染和创伤等导致的多器官功能障碍中,肺往往是最早发生衰竭的器官。

ARDS 通常作为全身多器官功能障碍综合征的一部分,在临床上,很难看到单纯的 ARDS 而同时患者不合并其他器官的功能障碍。实际上,大多数的 ARDS 患者为肺外器官功能不全或创伤、感染等所造成,随后引起肺本身发生功能障碍,进一步导致肺发生感染,再反过来加重 ARDS 病情。因此,将 ARDS 作为全身多器官功能障碍综合征的一部分给予处理,是 ARDS 治疗成功的基本概念。

(1) 积极控制原发病是遏制 ARDS 发展的必要措施。

(2) 氧疗是纠正 ARDS 患者低氧血症的基本手段。ARDS 患者低氧血症严重,一旦诊断明确,常规氧疗难以起效,低潮气量无创通气是最主要的呼吸支持手段,可缓解呼吸窘迫,并能够更有效地改善全身缺氧,防止肺外器官功能损害。常规机械通气治疗无效的重度 ARDS 患者,若无禁忌证,可考虑采用俯卧位通气。

(3) 限制性的液体管理。对高危的患者应严密观察、加强监护,若发现呼吸频速、二氧化碳分压降低等肺损伤表现,在治疗原发疾病的同时,应早期给予呼吸支持和其他有效的预防及干预措施,防止 ARDS 进一步发展和重要脏器损伤。

ARDS 的预后除与抢救措施是否得当有关外,还常与患者原发病、并发症以及对治疗的反应有关。

(宋元林)

CHAPTER TWO

2

问名医

支|气|管|扩|张|症

1. 支气管扩张症是少见病吗

支气管扩张症(支扩)是指肺内中等大小的支气管不可逆性的扩张,其主要特征为炎症、气道壁破坏及慢性细菌感染。病变常局限于肺的一叶,也可广泛累及一侧肺或双侧肺。

目前还缺少可靠的流行病学数据,据报道,北美患病率约为 0.6/1 000 人。然而,在亚洲等低收入国家人群中,由于卫生条件落后,婴幼儿时期感染、结核等发病率高,支气管扩张症更为多见。

患者常表现为慢性咳嗽及大量咳痰(每天可达 500 毫升),合并感染时咳嗽和咳痰量明显增多,可呈黄绿色脓痰。严重支气管扩张症患者可出现危及生命的咯血,或出现慢性气道阻塞的征象,如喘息、慢性呼吸衰竭、肺动脉高压及右心衰竭。

患者平时要注意观察痰液的颜色、性状、气味和量的变化,必要时留痰标本送验;观察胸闷、气促等症状的变化以及痰血或咯血量的多少;观察体温变化,如果体温升高,提示有感染的可能。

(徐金富　顾淑一)

—— 专家简介 ——
徐金富

徐金富,同济大学附属上海市肺科医院内科主任,主任医师、教授,上海市领军人才。

中华医学会呼吸病学分会青年委员会副主任委员,上海市医学会呼吸病学专科分会青年委员会副主任委员。

擅长呼吸系统疾病的诊治。

2. 儿童得肺炎后是否容易患支扩

支扩的常见病因,在儿童时期为下呼吸道感染,以麻疹、结核和细菌性、病毒性、支原体肺炎为主。也可继发于异物吸入导致的肺损伤，或先天性疾病如囊性纤维化、纤毛运动不良综合征、α1 抗胰蛋白酶缺乏及先天性免疫缺陷。

儿童支气管结构娇嫩，管腔相对较细，经受不起炎症的反复破坏。而儿童又容易患呼吸道感染，如麻疹、百日咳、流感等合并肺炎，若对这些疾病治疗不及时或不彻底，就可能引发支气管扩张症。

（徐金富　顾淑一）

3. 囊状支扩和柱状支扩哪个更严重

支气管扩张症依支气管扩张的形状改变可分为柱状和囊状两种，常混合存在。扩张的支气管内可积聚大量脓性分泌物。慢性炎症可致支气管壁血管增多，患者可出现反复咯血。

囊状支扩和柱状支扩的主要区别只是影像学表现上的不同，它们的临床表现是一致的。因此，不能对囊状或柱状支气管扩张症的严重程度进行比较，临床上还是需要结合个体情况进行分析。

（徐金富　顾淑一）

4. 病情稳定，为何肺内仍有湿啰音

支气管扩张症发作时咳嗽、咳痰可明显增多，经过抗生素治疗，症状可缓解，但支气管扩张症的病理结构依然存在，痰液还是会积聚在扩张的支气管内，所以还是可以听到湿啰音，部分患者可能会出现"永不消逝的电波"。

（徐金富　顾淑一）

5. 反复痰血是不是患了支扩

痰血就是痰中带血丝，可以为鲜红色，也可以为暗红色，色泽反映了出血的新鲜程度。

出现痰血应及时到医院进行检查，可有下面几种情况：①痰中带鲜红血丝，多见于肺结核或支气管扩张症，有时咽部有炎症时也可出现这种现象。②黑色血痰，多见于肺栓塞。③咳出血性泡沫样痰，可见于肺水肿。④长期痰内带血或伴有胸痛、乏力、消瘦，要警惕肺癌。

因为病变部位支气管壁上的毛细血管扩张,或支气管动脉和肺动脉终末支扩张,形成血管瘤,可引起反复咯血。咯血程度不等,可为少量痰血至大量咯血。

(徐金富　顾淑一)

6. 是否可以咯血量来判断支扩的严重程度

不能完全按照咯血量来判断支扩的严重程度,临床上有部分患者支扩程度并不是很重,但是咯血症状非常明显。也有部分患者支扩范围很广,但是咯血量却很少。

(徐金富　顾淑一)

7. 支扩患者为什么早上咳痰较多

这是由于支气管扩张部位分泌物积聚,改变体位时分泌物刺激支气管黏膜引起咳嗽和咳痰。常在晨起或夜间卧床转动体位时咳嗽、咳痰量增多。

如果痰有臭味,提示合并有厌氧菌感染;当痰液有腐败性臭味或甜味时,提示厌氧菌感染的可能性大。

一般来说,如果痰量较前增多,提示合并有感染。但有些患者病情加重,伴有发热,痰量反而减少,其原因为支气管闭塞导致排痰不畅。部分患者因为咳痰无力,导致痰液积聚,甚至不用听诊器就可以听到痰鸣音,这种情况比较危险,易发生窒息。

(徐金富　顾淑一)

8. 反复肺炎是不是患了支扩

支气管扩张症的临床表现之一就是同一肺段反复发生肺炎并迁延不愈。常由上呼吸道感染向下延伸所致,出现发热、咳嗽加剧、痰量增多、胸闷、胸痛等。老年患者因机体抵抗能力降低可无发热,或者仅为低热。

支扩患者注射肺炎疫苗可减少急性加重次数,推荐注射多价肺炎疫苗并每年注射流感疫苗预防流感所致的继发性肺部感染。

(徐金富　顾淑一)

9. 支扩患者需要完善哪些检查

支扩患者通常需要做以下检查。

（1）影像学检查：包括胸部 X 线、胸部 CT 检查。

（2）病原学检查：包括细菌、真菌、结核菌等的涂片和培养。

（3）肺功能检查及动脉血气分析。

（4）支气管镜检查可以明确出血、扩张或阻塞部位，还可进行局部灌洗，取冲洗液做涂片革兰染色、细胞学检查，或细菌培养等。

（5）血炎性标志物：包括血常规、C 反应蛋白等，用于判断炎症的严重程度等。

有些患者经常会问：已经拍了胸片，为什么还要做 CT 检查？这是因为普通胸部 X 线检查不能发现肺内的细小病灶（3 毫米）及隐匿病灶，CT 检查比胸片具有更高的空间分辨力及密度分辨力，它的横断扫描避免了器官的重叠。CT 扫描诊断支气管扩张症的敏感性、特异性分别为 66％和 92％。

支气管扩张症患者的肺功能主要表现为阻塞性通气障碍。检查前 4～6 小时应停止吸烟及停止使用支气管扩张症药物。肺功能是一个运动量较大的检查，应在餐后检测。患者在肺功能检查中应尽量配合医生，按照示教操作要求进行测试。

支气管镜检查不仅可以直接观察支气管管腔情况，还可以做细胞刷片和肺泡灌洗等相关检查。对咯血的患者，可以准确找到出血部位。还可以在镜下进行支扩治疗，能够吸出支气管中的痰液、清除分泌物，对肺局部进行反复吸引、冲洗、灌洗，或局部注射药物。

（徐金富　顾淑一）

10. 支扩患者反复流涕有必要做鼻窦 CT 检查吗

支扩与鼻炎有很强的关联性，鼻后滴漏可能是原因之一。鼻窦、鼻腔的脓性分泌物经鼻腔后部，沿后鼻孔、口咽部、喉部进入气管、支气管，造成下呼吸道反复感染。因此，需要行鼻窦 CT 检查了解有无鼻窦炎。鼻窦炎或支扩感染的治疗均对另一个疾病的控制有帮助。

（徐金富　顾淑一）

11. 支扩患者是否容易患结核病和真菌感染

支扩患者因本身气道结构异常,各种病原体容易积聚,而且支扩患者普遍免疫力低下,所以支扩患者确实容易感染结核杆菌和非结核分枝杆菌。

支扩患者病程均比较长,由于反复感染造成营养状况极差,营养不良造成患者机体免疫力低下,使正常寄生于体内的真菌能够向下蔓延而致肺部真菌感染。广谱抗生素的长时间使用将造成肺部正常菌群失调,真菌得以繁殖生长。

(徐金富　顾淑一)

12. 支扩患者可以长期口服抗生素吗

支气管扩张症在急性期以抗感染、化痰等治疗为主,若咯血明显需行止血治疗(包括药物、介入治疗及手术等方法)。稳定期的治疗原则是:①戒烟,避免刺激性气体吸入;②加强营养、增强体质,预防感冒及呼吸道感染;③辨明体质,使用中药调理;④保持呼吸道通畅,促进痰液排出。

一般不建议长期使用抗生素治疗。因为这可能使人体正常菌群失调,引起不敏感的细菌或真菌大量繁殖;同时,可能使病菌产生耐药性,一旦必须使用抗生素时,就不得不加大剂量,甚至加大剂量也无效。

支扩患者因为抵抗力较差,容易患上呼吸道感染(感冒)。但是上呼吸道感染70%~80%由病毒引起,因此早期不建议服用抗生素。如果血常规提示白细胞总数或者中性粒细胞比例增高,结合临床表现考虑细菌感染存在时,则需使用抗生素。

(徐金富　顾淑一)

13. 支扩患者如何促进痰液排出

以下措施可促进患者排痰:使用祛痰剂协助化痰、排痰;使用支气管舒张剂通畅气道;体位引流;体位引流仍排痰困难者,可使用支气管镜吸痰。

体位引流是指对分泌物的重力引流。应配合使用一些手法,如拍背、震颤等,多能获得明显的临床效果。抬高患侧,2~4次/日,15~30分钟/次,对痰多且黏稠者尤其重要。至少在饭后2小时进行,以免发生呕吐。

拍背时,患者多取侧卧位,治疗者手呈杯状,在患者胸背部有力叩击,借以振荡气道内的分泌物,同时鼓励患者咳嗽。

震颤时,患者取平卧或侧卧位,治疗者以双手交叉取位于其肺底部,做自下而上的按摩震颤动作。通过手的快速震动,使胸壁间断压缩,利于小气道分泌物的排出。

此外,对于痰液黏稠不宜咳出者,建议多喝温开水。此举有助于稀释痰液,促进痰液咳出。但是,部分支扩患者心脏功能不好,大量饮水可能会给心脏造成负担,请遵医嘱。

（徐金富　顾淑一）

14. 哪些支扩患者需要介入止血治疗

以下支扩患者需要介入止血治疗:①急性大咯血(300 毫升/24 小时以上),内科治疗无效;②反复咯血,不宜手术或拒绝手术;③手术治疗后复发咯血;④不明原因咯血,在排除肺静脉和肺动脉出血后,可行栓塞治疗。

治疗后,90％患者可立刻止血,复发率为 15％～20％。复发的原因有栓塞不全、栓塞后血管再通、病变进展以及非支气管动脉出血等。

若大咯血经内科、介入等治疗后止血效果仍欠佳,可考虑手术治疗。此外,肺内支扩病变局限,患者症状明显,手术治疗可以彻底切除病变肺组织,取得良好的效果。

（徐金富　顾淑一）

15. 患者发生大咯血应该怎么办

患者发生大咯血时,应绝对卧床休息,取患侧卧位;消除思想顾虑,尽量咳出残留在呼吸道中的陈旧血液,以免阻塞呼吸道而发生窒息;摄取易消化的食物如流质或半流质,保持大便通畅,以免大便时费力,再次咯血。并尽快送医院进一步救治。

患者咯血期间不能进行过度的活动,尽量卧床休息。急性感染或病情严重者应卧床休息,保持室内空气流通,维持适宜的温度、湿度,注意温度不要过热。

咯血时,不建议喝温度较高的水。有些患者本来咯血已经止住了,然而在喝了几口热水之后,又出现咯血了。其原因可能是较高的温度使得原来已愈合的血管再次破裂。

支扩患者不宜做扩胸运动、不宜搬运重物、不宜大声讲话和多说话,以免小血管受到牵拉或震动,发生破裂出血;保持情绪稳定,不宜生气、发火,以免肝火犯肺,灼伤血络,引起咯血;不宜吃得太热,以免血管扩张,引起咯血。

(徐金富　顾淑一)

16. 支扩患者要忌口吗

支气管扩张症患者应该忌饮酒,各种酒均有活血的作用,饮用后会扩张血管,使咯血量增多。

应戒烟,香烟燃烧时释放数十种有毒化学物质,其中焦油对口腔、喉部、气管、肺部均有损害。烟草烟雾中的焦油沉积在肺部绒毛上,会破坏绒毛的功能,使痰液增加,进而使支气管发生慢性病变。

应忌食辛辣刺激食物,如辣椒、胡椒、花椒等。因为它们能刺激黏膜充血,加剧出血,而且它们火性助热,使痰热更加明显,加重病情。忌食温热性食物,如羊肉、狗肉、荔枝等,食入这些食物后会加重血分之热,加重咯血。

茶中有一种生物碱叫茶碱,可以放松支气管平滑肌,改善通气状态。对于支气管扩张症的患者来说,饮茶是有好处的。但是心功能不全的患者不益多饮茶,另外也不建议喝浓茶。

(徐金富　顾淑一)

17. 支扩可以"冬病夏治"吗

研究显示,"冬病夏治"对支扩的总有效率达88.7%。其治疗方法为穴位贴敷、穴位注射。贴敷及注射选用的穴位有肺俞、脾俞、肾俞,具有补肺健脾益肾、固本驱邪、止咳平喘之功效。

(徐金富　顾淑一)

18. 治疗支扩有哪些中成药

这里介绍两种同济大学附属上海市肺科医院的独家产品。

(1) 参贝支扩片。功能主治为止咳、止血、化痰,可用于支气管扩张症引起的咳嗽、反复咯血。

(2) 支扩养阴颗粒。功能主治为消炎、化痰,可用于支气管扩张症和感染引起的咳嗽、痰多。

(徐金富　顾淑一)

19. 支扩患者可以进行锻炼、旅游吗

支扩患者运动时应考虑自身情况,不是特别剧烈的活动或对胸腔产生过度压力的运动都是可以进行的。当感觉呼吸费力时,请注意即刻休息。

患者若外出旅游,行前要到医院进行一次体检,了解自己的身体状况是否适合旅游。旅游时最好有人陪同,万一发生病情变化时有人照顾。旅游期间要量力而行,不要过度疲劳。每天的活动时间最好不要超过 6 小时,睡眠休息时间也不能少于 8 小时。

外出时,注意穿戴适宜及饮食保健。可准备一些止血药带在身边,如云南白药等。

(徐金富　顾淑一)

20. 支扩会传染吗

支气管扩张症本身并不会传染,但是当继发感染时则有可能将病原菌传染给他人。然而,因为呼吸系统疾病主要通过空气传播,所以一般情况下不需要家人分用碗筷。

(徐金富　顾淑一)

肺｜癌｜

21. 体检发现孤立性肺结节，是不是早期肺癌

随着常规体检的人数增多、胸部 CT 检查的广泛应用,体检发现肺内有结节的患者越来越多。这类"患者"往往没有任何发热、咳嗽、咳痰、胸痛、气短、咯血等症状。孤立性肺结节(SPN)是指肺部单发的、直径小于或等于 30 毫米、周围是正常肺组织的结节性病变,根据结节的直径可分为小结节(直径小于 1 厘米)和大结节(直径为 1～3 厘米)。

这里简单介绍临床判断 SPN 是否为恶性的两个要点。

(1) 危险因素:年龄是恶性结节最重要的危险因素之一,一般小于 30 岁的恶性 SPN 患者非常少见,大于 70 岁的恶性 SPN 患者较多见;长期吸烟和有放射性物质接触史、恶性肿瘤病史及家族史是恶性 SPN 的危险因素。

(2) 结节的影像特征对评估 SPN 的作用非常重要:通常结节越小,恶性的可能越小。直径小于 5 毫米,恶性的可能性小于 1％;而直径大于 10 毫米,恶性的可能性为 30％～80％。恶性 SPN 较易发生在右肺及上肺,对上叶的 SPN 要引起高度重视。有钙化的 SPN 中 97％ 为良性。大多数恶性结节会逐渐增大,体积稳定不变超过 2 年一般考虑为良性。肺部感染性结节常常短期内吸收或增大,动态变化较大。结节主要的恶性特征为分叶、短毛刺、胸膜凹陷征、肺血管集中征明显强化、内部空泡征。SPN 无论是处于非典型腺瘤样增生(癌前病变)阶段还是早期肺癌阶段,都可能保持数月甚至数年不变。

特别提醒

患者就诊时务必携带既往的 CT 扫描片或提供影像检索信息,使医生可以直接读片。建议在同一家医疗机构就诊、复查,使资料具有可比性。

(张 静)

—— 专家简介 ——

张 静

张静,复旦大学附属中山医院呼吸科副主任医师、副教授、硕士生导师。

中华医学会呼吸病学分会青年委员、慢阻肺学组委员,上海市医学会呼吸病专科分会青年委员会副主任委员、感染学组副组长。

擅长肺部感染和慢性气道疾病的临床诊治。

22. 体检报告中肿瘤标志物指标高,是不是得了癌

肿瘤标志物是指由肿瘤细胞分泌或脱落到体液和组织中的物质,或者是由于机体对体内新生物(相对于正常人体,肿瘤是"外来"的新生物)的反应产生并进入到体液和组织中的物质。是因肿瘤而产生,并打上了肿瘤烙印的标志物。

理想的肿瘤标志物要具备几个特点:①特异性高,对肿瘤与非肿瘤的鉴别可达 100%;②敏感性高,能在极早期发现肿瘤,不漏诊;③在体液中的浓度要与肿瘤的大小、临床分期密切相关,能够判断肿瘤的预后;④半衰期短,可以根据浓度的升降监测治疗效果及肿瘤是否复发或转移;⑤浓度高低与肿瘤的转移和恶性程度相关,可以通过定性、定量检测协助肿瘤分期、预后的判断;⑥存在于体液中,最好在血液中,容易检测。

但是几乎没有一种肿瘤标志物可以同时满足这些要求,因此临床上常常将数种标志物联合进行检测,以尽可能提高肿瘤标志物的临床应用价值。

严格意义上说,肿瘤标志物应该是肿瘤细胞特异性表达的产物,正常组织是不表达的。但是,事实上大多数肿瘤标志物在正常人体内也有微量表达,而且个体水平相差较大;有些良性疾病也会导致肿瘤标志物的增高。

也就是说,健康体检发现某种肿瘤标志物稍微超出正常参考值范围,并不说明一定患了恶性肿瘤。因此,一旦发现自己某项肿瘤标志物数值偏高,不要过度惊恐,最好找临床专科医师咨询,并进一步做相关检查。

(张　静)

23. 癌症会传染吗

在过去的几百年中,癌会不会传染的问题经常被提出来,尤其在 1908 年发现了病毒可以引起肿瘤之后,这个问题更加引人注目了。病毒是有传染性的,现已确定有些病毒与人类肿瘤的发生密切相关,如人的伯基特淋巴瘤、鼻咽癌、乳腺癌、白血病、宫颈癌、黑色素瘤等。这样,从客观上就存在着肿瘤可能传染的物质基础。但各种病毒的传染力强弱不同,病毒感染后是否发病和机体的防御机

能有重要关系。机体防御机能强,即使有病毒感染,也可能终身不发生疾病。

在动物实验研究中,并没有发现与患癌动物居住在一起的健康动物被直接传染上癌症。国外医学家对肿瘤疗养院内的患者进行长期观察,发现伴有溃疡的癌症患者与没有溃疡的癌症患者长时间相处在一起,但他们之间从来没有出现过互相传染。另一方面,经医生治疗的癌症患者数不胜数,而医生的癌症患病率并不比一般人高。

这些事实说明,一般肿瘤没有传染性,同肿瘤患者的一般接触也不会被传染。因此,直到今天,所有医院对于肿瘤患者并不采取隔离措施。

(张　静)

24. 吸烟的人一旦戒烟更容易患肺癌吗

生活实例

　　常常有吸烟的朋友在被笔者劝说戒烟时振振有词,其中一个借口是:"吸烟的人一旦戒烟更容易患肺癌。我们单位的老王就是戒烟以后2个月查出了肺癌,所以我不能戒烟。"这完全是无稽之谈。

肺癌的病因多而复杂,其中吸烟是发生肺癌的重要因素,戒烟不会诱发肺癌。个别人在戒烟2年后患肺癌,这并不是戒烟后促进肺癌发生,而是吸烟的影响还没有完全清除。戒烟时间越长,肺癌的发病率就越低,不吸烟可大大地减小患肺癌危险性。据调查,必须戒烟5年以上,肺癌的发病率才有所下降;戒烟10～15年,患肺癌的危险性才与不吸烟者相近。因此,提倡及早戒烟。

另一方面,不少烟民之所以主动减少吸烟量,甚至戒烟成功,是因为长期吸烟带来的呼吸系统慢性疾病已经使其咳嗽、咳痰、气喘、咯血加重到无法继续耐受每日烟雾刺激的严重情况。部分主动或被动戒烟的烟民,很可能当时已经罹患肺癌而不自知。

事实表明,大部分吸烟者必须在外界帮助下才能戒烟。不少医院的呼吸科医生积极开展戒烟活动,开办戒烟门诊。目前采用尼古丁替代或受体抑制方法是治疗烟草成瘾的一个重要突破,可以缓解戒烟后的不适症状和吸烟者对烟草的渴望,从而提高长期戒烟率。要戒烟成功,当然还要靠本人的意志,只有把戒烟坚持到底,肺癌的发病率才会降低。

（张　静）

25. 为什么老年人肩背痛要警惕肺癌

生活实例

　　呼吸科门诊常常会有伤科、骨科医生转诊来的老年肺癌患者。这些患者和家属常常不能接受最后的诊断结果：患者的肩背痛是肺癌晚期骨转移所致。不少患者首诊是在伤科、骨科,被诊断为"骨质疏松"或者"肩周炎",于是进行补钙、贴伤筋膏药、理疗、针灸等治疗,但症状反复不愈,且越来越重。

　　老年人若出现肩背痛或有逐渐加重的肩背痛,无论是否合并有咳嗽、咳痰等呼吸道症状,经治疗无效者,都需要警惕肺癌的可能。有报道称,老年人肺癌合并有肩背痛的发生率达72%。

　　肺癌引起肩背痛的原因主要有以下几点：①肺尖周边区域有许多神经丛,如支配颈部皮肤和肌肉的颈丛、支配肩背部及上肢皮肤和肌肉的臂丛。当肺尖部发生癌肿后,不断发展的癌组织可压迫或侵犯这些神经丛,就会出现肩部疼痛。②肺癌晚期发生肩胛骨转移、肋骨转移时,局部的骨痛会被认为是肩痛。③少见的原因还有肺癌转移至颈椎,会产生类似颈椎间盘突出引起的肩痛。

　　由肺癌产生的肩背症状有以下几个特点：①初起时轻度酸胀,以后以痛为主,剧烈时则呈放电样疼痛。用止痛药只能暂缓疼痛,不能阻止疼痛进行性加重。②多伴有肢体乏力或麻木,不能抬举、持物。③疼痛多发生在癌肿同侧肩臂,少数为双臂痛。④常伴有颈部或锁骨上淋巴结肿大,甚至脸部浮肿、颈粗、上胸壁静脉怒张。⑤多数伴有呼吸道症状,如咳嗽、痰血等。

　　虽然会导致肩痛的疾病很多,但如果仔细分辨的话,还是有差异的。比如风湿性关节炎、肩胛肌劳损、肩周炎等引起的疼痛只局限于肩部,而颈椎问题引起的肩痛则往往同时伴随颈部不适,有些同时合并颈痛；冠心病患者除了肩痛外,还会有胸骨后或心前区压榨样不适。

（张　静）

26. 为什么声音嘶哑要警惕肺癌

笔者曾经在门诊无意中听到一位 70 岁的老先生和家人谈话,音调既低又粗。细问后得知,他有 40 多年吸烟史,每天吸烟 20～30 支,声音"怪异"已经 2 个月了。笔者遂叮嘱老先生做喉镜检查、胸部 CT 检查,最终发现声音"怪异"是肺癌在作怪。

声音嘶哑是喉部(特别是声带)病变的主要症状,多数是由喉部病变所致,也可以是全身性疾病引起。声音嘶哑的程度根据病变轻重而异,轻者仅表现为音调变低、变粗,重者声音嘶哑甚至只能发出耳语声或失音。

声音嘶哑可发生于咽喉炎、感冒和急性支气管炎时,或甲状腺手术、咽部手术后,也可发生于发声不当和讲话过度甚至大量吸烟、饮酒之后。但是这类声音嘶哑一般均可对症处理或经休息而自愈。肺癌、甲状腺癌和喉癌引起的声音嘶哑与上述声音嘶哑截然不同,尤其以肺癌更为突出。

肺癌引起声音嘶哑的病理机制是癌肿侵犯和压迫了支配声带的喉上神经。正常声带就像两根两头相连的橡皮筋,中间形成的空隙就是"声门"。喉上神经麻痹时声带失去正常张力,声门偏斜,患者语音单调,低而粗糙,不能发高音。单侧喉返神经麻痹时,声带多停留在旁中位,声音嘶哑明显,后期由于对侧声带起代偿作用,发音又近于正常;双侧喉返神经都麻痹时,两侧声带呈旁中位,发音时不能闭合,常完全失音。

特别提醒

肺癌引起的声音嘶哑常突然发生、进展迅速,甚至完全失声,休息和消炎对症治疗效果不好。肺癌的其他早期症状如咳嗽、胸痛、咯血等均缺乏特征性,而声音嘶哑则有一定的特异性。

据统计,有 20％～30％的肺癌患者可在疾病的不同时期内出现声音嘶哑,其中中央型肺癌可高达 40％。因此,出现声音嘶哑请不要轻视,仔细检查是很有必要的。

（张　静）

27. 是不是做磁共振成像检查，肺部阴影可以看得更清楚些

常常会有人认为，磁共振成像(MRI)比 CT 扫描诊断肺部疾病更清楚、更准确，因此要求做磁共振成像检查。

MRI 对纵隔、心与大血管及胸壁病变的诊断有其独特的优点，而对肺部疾病就不然了。因为肺实质内含有大量气体，MRI 信号强度极低，且检查时间长，呼吸及心脏搏动可以在肺内产生伪影，所以 MRI 对肺实质病变检查效果较差。具体地说，MRI 对纵隔增大淋巴结的检出率与 CT 扫描相似，其优点在于无需增强扫描即可辨别血管横断面与增大的淋巴结，但缺点是难以检出淋巴结内钙化。MRI 可提供肺癌临床分型与能否手术的可靠依据，对支气管内小于 2 厘米的肿块影的发现率高于 X 线和 CT 扫描。中央型肺癌合并阻塞性肺炎、肺不张时，MRI 显示的瘤体与不张肺组织的信号不同，因而可明确区分瘤块与肺不张、阻塞性肺炎的界限。MRI 对肺癌诊查也无需增强扫描，即可评价肿瘤与血管的关系和侵犯程度以及淋巴结转移情况，但对肺内的小结节及其他较小的病变，因扫描时间长、受呼吸运动影响，分辨力不如 CT 扫描。

因此，检查肺部疾病多数情况下还是 CT 扫描比 MRI 为优。

（张　静）

28. 肺部肿块穿刺活检是否会促进癌细胞转移

从理论上讲，对癌、瘤的任何刺激，包括针刺、切除、取活组织或其他检查，以及麻醉药物注射，甚至用力揉搓和挤压等，都可能造成癌细胞的脱落、扩散和转移。穿刺时，细针进入肿瘤后再拔出，可能会使针道中沾染少量肿瘤细胞，有人对细针的外壁做涂片观察，在一小部分病例中，确实找到了肿瘤细胞。因此，肿瘤细胞沿着细针通道扩散的可能性是存在的。但是，有这种可能性并不一定真的就会发生恶性肿瘤沿针道扩散。

有研究表明，约有 50％的恶性肿瘤患者血液中存在恶性肿瘤细胞，大部分癌细胞在机体免疫机制的作用下并不能存活，只有当机体免疫功能降低，或是脱

落的癌细胞过多,超过了机体自身清理能力的情况下才能生长为转移癌。针吸穿刺时即使有少量的肿瘤细胞脱落并进入血液循环,并不一定意味着发生转移,因为机体免疫系统会很快将它们杀灭。根据肿瘤细胞动力学研究结果,快速生长的肿瘤倍增时间可能为1~4周,而生长较慢的肿瘤倍增时间可能为2~6个月。如果能够在诊断后早期合理治疗,如在活检2周内进行手术切除或者及时合理化疗,肿瘤扩散、转移的风险是可以通过治疗来抵消的。

恶性肿瘤治疗之前必须有准确的病理诊断,肺穿刺活检是有极大临床意义的常规诊断技术。因此,如果是诊断需要,建议听从医生的检查诊治安排,不要过度顾虑。

（张　静）

29. 古稀老人不能耐受肺癌化疗吗

普通大众之所以"谈肺癌色变",除了晚期肺癌预后差、生存时间短以外,患者和家属对化疗不良反应的顾虑也是主要原因。

各种化疗药物杀伤癌细胞的机制不同,对人体产生的不良反应也有所不同。同时,不同的人对于同一种药物的反应也不尽相同,有的人有很少的或根本没有不良反应,而有的人则反应剧烈。

目前,肺癌化疗的药物中除了铂类药有高度致吐性以外,其他的药物呕吐发生较少;且新型的止吐药对急性恶心、呕吐及延迟性呕吐效果都非常好。化学性静脉炎在外周静脉持续置管和皮下化疗装置临床常规使用、推广以来,发生率明显降低。药物不良反应会使毛发脱落,但在化疗结束后,毛发通常都可以重新长出。对于过敏、骨髓抑制、肝肾损伤、神经病变等常见不良反应,临床都有相应的药物去预防和对症处理,也会根据患者化疗前的一般情况、年龄、重要脏器和骨髓功能的储备,个体化选择药物和治疗方案。

多年的临床实践和研究发现,确诊肺癌的中位年龄为70岁。如果家属都认为"老人七十多了,吃不消化疗的",那么将有近一半患者失去化疗的机会。

老年患者化疗的目的是延长生存、缓解症状,因此化疗方案通常选用毒性较小、耐受性较好的药物。评估"老年",不仅要考虑实际年龄、体力状态,还需要考虑其生物学年龄。部分老年患者虽然高龄,但是身体条件好,没有明显的慢性疾病,化疗不良反应并不大,可以顺利完成化疗预期疗程,获得较好的治疗效果。

（张　静）

肺│结│核│

30. 什么是肺结核

结核病,是由结核分枝杆菌(简称结核菌)感染所导致的慢性传染性疾病,肺结核是最常见的结核病。

人体有很强的自身防御保护能力(称为免疫力),所以人感染了结核菌后,并不一定会得病。①对于免疫力正常的人,结核菌由呼吸道进入人体后被杀灭清除,人体未被感染;②若一部分结核菌未被清除,可在体内存活下来,但在免疫力的抑制作用下,结核菌不能生长繁殖,不对人体造成伤害,这种情况下,人虽然感染了结核分枝杆菌,但仍处于健康状态,未得病;③若进入体内的结核菌量大、致病力强,或被感染者免疫力下降,结核分枝杆菌在体内生长繁殖,引起炎症反应,导致脏器损伤,人体产生不舒服反应,即处于疾病状态,得了结核病。

结核菌通常是由呼吸道进入人体的,首先到达肺部,被肺内的巨噬细胞清除,或在肺内存活下来,伺机感染肺部,引发肺内炎症反应。患者胸片表现异常,出现发热、盗汗、咳嗽、咯血、胸痛、胸闷等不适,即得了肺结核病。

人体免疫力低下时,结核菌会播散,导致多脏器的疾病。结核菌可以由肺内进入淋巴系统,导致淋巴结肿大;结核菌还能进入血液,随着血流播散到达脑部、肝脏、肠道、骨、心血管系统,还会感染肾脏、生殖器等脏器,引起结核性脑炎或脑膜炎、肝结核、肠结核、结核性腹膜炎、骨结核(脊柱结核等)、肾结核、输卵管结核、睾丸结核等。患者表现为发热、头痛、恶心呕吐、腹痛、腹泻、腰痛、关节痛,胸痛、胸闷、尿频、尿急,女性月经失调、不孕,男性阴囊疼痛肿胀、附睾或前列腺压痛等。

(程齐俭)

—— 专家简介 ——
程齐俭

程齐俭,上海交通大学医学院附属瑞金医院北院呼吸科副主任、结核病专病门诊负责人,副主任医师、硕士生导师。

上海市医学会结核病学专科分会委员。

擅长呼吸系统疾病诊治。

31. 哪些人容易患肺结核

是否患结核病,取决于人体感染的结核菌的量及毒力和人体的免疫力。结核菌量越多、毒力越强,患结核病的可能越大;人的免疫力下降,患结核病的风险增大。也就是说,使人体免疫力下降的因素,都可能导致结核病。如婴幼儿、青少年、老年人、尘肺患者、血糖控制不理想的糖尿病患者、胃切除术后营养不良(如低蛋白血症、维生素 D 缺乏等)或长期使用免疫抑制剂(如糖皮质激素、肿瘤坏死因子抑制剂等)的人、人类免疫缺陷病毒(HIV)感染者等因免疫力下降或缺损,一旦感染结核菌极易发生结核病。长期抽烟者,肺组织对结核菌的杀伤清除力下降,易患肺结核病;在校就读的大、中学生,因群体生活或学习紧张等,患结核病风险增大;工作压力大、长期熬夜或生活不规律也会导致免疫力下降,易患结核病。

(程齐俭)

32. 肺结核患者会有哪些表现

首先,不是所有被诊断为肺结核的患者都有不舒服的临床表现,数据统计显示,约 20% 的肺结核患者无症状。其次,肺结核早期往往无症状或症状轻微,随着疾病进展,临床表现越来越明显。再次,肺结核的临床表现并没有特征性,容易被患者忽视,或被医生诊断为其他疾病。

肺结核的常见临床表现有:①发热,大多数为 38 ℃左右的低热,也可以 39～40 ℃的高热伴畏寒。②午后潮热、盗汗、乏力。③食欲减退、体重减轻,患者往往以为是工作压力大或情绪紧张导致的纳差。④咳嗽、咳痰是肺结核最常见的症状,痰量不多且常为白黏痰。肺结核患者的咳嗽持续时间长,一般的抗感染止咳治疗无效;吸烟者常以为咳嗽是吸烟所致,不积极就医,从而延误诊断治疗。⑤痰血或咯血,这是患者及时就诊的原因。肺结核患者一旦出现咯血,提示肺组织破坏严重,形成空洞,且往往具有传染性;大量咯血可以是致死性的。⑥胸痛,肺结核累及胸膜,致持续性的针刺或牵拉样的胸痛,疼痛部位固定且吸气时加剧。随着疾病进展,胸水增多,胸痛会有所缓解。⑦呼吸困难,活动时胸闷气促,休息后缓解。肺结核所导致的胸水增多,使患者出现数天内进行性加重的呼吸困难。严重的肺结核,肺组织破坏严重,患者出现缓慢、进行性加重的呼吸困难。

若肺结核并发气胸,则出现突发的胸痛、胸闷。⑧女性患者月经失调或闭经。

特别提醒

出现以下情况,应及时到医院就诊:持续咳嗽两周以上;持续的乏力、纳差,休息后不能缓解;活动后胸闷气促;低热、盗汗、午后潮热;痰血或咯血,胸痛等。

(程齐俭)

33. 诊断肺结核,需做哪些检查

对于怀疑肺结核的患者,医生会从症状、胸部影像学检查、痰液检查、血液检查,或气管镜检查几方面入手,进行综合评估判断。

首先,医生询问病史时,患者应配合医生,认真如实回答。例如:是否患有糖尿病及血糖控制情况;是否接种过卡介苗;是否 HIV 感染;有无结核中毒症状,如发热、全身不适、乏力、盗汗、食欲下降、面颊潮红;有无咳嗽、咳痰,痰的性状是什么;有无咯血、胸痛或呼吸困难等。

其次,做胸片或胸部 CT 检查,这是诊断肺结核的重要手段,可以明确肺内是否有病灶及病灶是否符合肺结核的影像学表现。但如果仅凭借影像学来诊断肺结核,会造成误诊及漏诊,因为:①同病异影,不同的免疫状态、不同的病程、不同的发病部位,肺结核的影像学表现差异很大;②异病同影,肺结核的胸片或 CT 检查表现,可以与细菌性肺炎、肺脓肿、支气管扩张症、真菌性肺炎、肺癌或尘肺等相似;③支气管结核,早期肺内可以没有病灶或无典型的肺结核病灶。

再次,痰的抗酸杆菌检查及结核菌培养是诊断肺结核病的金标准。医生会处方"三涂一培",要求患者连续送检三个痰标本做涂片检查、一个痰标本做结核菌培养。

另有其他检查。痰结核菌阴性的,可做聚合酶链反应或抗结核抗体、T - SPOT 等检查协助诊断。对于临床表现高度怀疑肺结核,但反复痰结核菌检查阴性或无痰的患者,纤维支气管镜检查有助于明确诊断。

(程齐俭)

34. 为什么要反复做痰结核菌检查

痰结核菌检查是确诊肺结核的金标准,是观察抗结核治疗疗效的主要依据和指标。现代对肺结核的诊断把痰结核菌检查放在第一位,初诊肺结核时及抗结核治疗过程中,必须按照医嘱反复多次进行痰结核菌检查。

痰涂片检查和痰结核菌培养是传统的、应用最广泛的检测方法。①痰涂片检查一般用涂片法抗酸染色,也有用涂片荧光染色检查的,简便易行,准确性较高。痰中查出结核菌就能确诊患了结核病,但阳性率低。认真多次检查对活动肺结核的痰菌检出率可达50%。怀疑肺结核的患者,初诊查痰次数至少为3次,必要时应更多,以提高阳性率,提高肺结核诊断率。②痰结核菌培养结果可信度高,并能做结核菌药敏试验,但因为结核菌生长缓慢,培养需要5~8周出结果。③随着新技术的发展,痰的分子生物学检测应用到临床,但因存在假阳性和假阴性,其结果对肺结核的诊断仅有参考意义。

若无痰、少痰或反复痰结核菌检查阴性,可采用以下方法提高确诊率:①高渗氯化钠盐水超声雾化吸入导痰,可提高痰菌检出率;②经支气管镜检取病灶肺叶段分泌物、刷检涂片或取灌洗液查菌,也能进一步提高检出率。

特别提醒

痰标本的合理送检是提高痰结核菌检查阳性率的关键。建议患者清晨清洁口腔后,咳出深部痰液,留置于医院提供的专用痰杯(痰盒),密封避光,尽快送达医院检验科。切记夜间咳痰、白天送检,不要吐口水送检。

（程齐俭）

35. 肺结核要治疗多长时间

在专科医生的指导下,严格遵守"早期、联合、适量、规律、全程"的十字治疗方针,进行规范的抗结核治疗,绝大多数结核病是可以被治愈的。我国的抗结核治疗,主要采用"专病/专科门诊诊治、居家服药"的方式,患者必须充分认识抗结核治疗的重要性,严格遵照医嘱服药,定期门诊随访,才能治愈肺结核。

"早期"。越早治疗,残留在体内的结核菌越少,疾病造成的损伤越小,脏器功能恢复越好。因此,尽可能早诊断,才能在肺结核发病初期开始治疗。

"联合"。必须联合使用多个抗结核药物。一线药是首选的药物,包括全杀菌药异烟肼、利福平,半杀菌药链霉素、吡嗪酰胺和抑菌药乙胺丁醇。医生会根据病情,遵照《全国结核病防治工作手册》推荐的国家统一标准化治疗方案,为患者制订抗结核方案。若患者不能耐受一线药物,或结核菌对一线药耐药,再选择二线抗结核药。

"适量"。药物剂量必须合适,剂量低了,不能起到治疗作用,反而会诱导耐药;剂量过高,药物不良反应,如肝功能损伤等加重,导致机体的免疫力下降,且阻碍抗结核治疗进行。

"规律"。每日按时服药,不漏服、不随意停药;定期门诊随访,监测药物不良反应,评价治疗效果。

"全程"。严格遵守 6 个月的治疗方案,根据病情及疗效,可能延长为 9～12个月。

特 别 提 醒

> 抗结核治疗疗程至少 6 个月,服用多种药物,必须严格遵医嘱按时、按量服药,定期门诊随访。

(程齐俭)

36. 抗结核治疗 2 个月后症状缓解、病灶吸收,为什么还要继续服药

结核菌非常容易对抗生素产生耐药性,并会在体内潜伏,伺机繁殖致病,要彻底治疗肺结核、预防复发、防止耐药的重要措施就是"初治"一定要彻底。不规则用药和过早停药是肺结核初治失败的最常见原因。

治疗初期,肺结核只是暂时被控制,体内的结核菌尚未被完全消灭,若就此停止抗结核治疗,一部分结核菌就会在体内潜伏下来,待机体抵抗力下降时,就在体内大量繁殖,导致结核病复发。复发的病情往往会比第一次更严重,有时还会合并有肠结核、脑膜结核等严重的肺外病灶。此外,反复不正规的治疗,病情时好时坏,易导致耐药结核菌出现,甚至可能发展到无药可治的地步。患者健康受到严重威胁,且成为慢性传染源,一旦耐药结核菌传染给周围人,受传染者也会成为难治性结核病患者,后果十分严重。

(程齐俭)

37. 肺结核患者需要隔离吗

结核菌的主要传染源是排菌的肺结核患者(痰液查到结核菌),传播途径是

经呼吸道飞沫传播，即肺结核患者咳嗽、打喷嚏、大声说笑或吐痰时，会把带有结核菌的飞沫、痰液喷洒出来，周围人吸入含有结核菌的飞沫，会受到感染。

做好以下两点，就能防止结核菌的传播：①积极治疗患者。抗结核治疗数天内，患者痰中结核菌急剧减少，活力明显减弱，患者咳嗽症状也逐渐减少或消失，所以结核病传染性会很快减弱和消失。②养成良好的卫生习惯，包括不要随地吐痰，咳嗽、打喷嚏时应戴口罩或以纸巾捂住口鼻，勤洗手、勤开窗通风等。

痰结核菌阴性或已经抗结核治疗的痰菌阳性患者，传染性小，不需要隔离；未经治疗的排菌患者，应该尽快规范治疗，避免与结核病高发人群接触，并通过戴口罩、开窗通风等方式，避免对周围人的传染。

（程齐俭）

38. 肺结核患者的饮食需要注意哪些问题

肺结核患者的饮食，可以从三方面考虑。首先，患者的基础疾病是否有饮食禁忌，如糖尿病、高血压、高脂血症或高尿酸血症，分别要低糖、低盐、低脂或低嘌呤饮食。其次，抗结核治疗药物需要注意饮食控制。一线抗结核药物异烟肼、利福平和吡嗪酰胺经肝脏代谢，所以治疗期间应忌酒；若服用吡嗪酰胺，则需低嘌呤饮食，少食海鲜、豆制品及动物内脏等。第三，补充人体需要的各种营养。结核病患者必须注意营养，除维持正常需要的营养外，还要弥补疾病消耗的需要。人体需要的营养成分如蛋白质、碳水化合物、脂肪、维生素、无机盐等，都是结核病患者特别需要的。特别是蛋白质能提高机体对疾病的抵抗力，有促进细胞增殖、修复的作用，宜多食鱼、瘦肉、蛋、牛奶、豆制品等高蛋白质食品。

（程齐俭）

39. 如何预防肺结核

预防肺结核，既是社会工程，也需要每位公民"从我做起"。

（1）控制传染源。结核病患者是结核菌的传染源，对肺结核患者早期诊断、及时治疗，是预防肺结核的重要措施。建立良好医疗政策体系，使患者得到规范的治疗。同时，对于个人而言，应关心自己、家人、同事、朋友的健康，若有不适及时就诊。

（2）按照国家制定的程序接种卡介苗。卡介苗是毒力很弱的牛分枝杆菌，通过注射进入人体,使人产生免疫力,增强对结核菌的抵抗力。我国卡介苗接种的主要对象是婴幼儿,接种后可预防发生儿童结核病,特别是能预防那些严重的结核病,如结核性脑膜炎等。

(3)保持环境卫生,养成良好的生活卫生习惯。咳嗽、打喷嚏时戴口罩,用手帕或纸巾捂住口鼻;位于室内时,多开窗通风。

(4)均衡饮食营养,加强体育锻炼,增强抵抗力。

(5)避免与肺结核患者近距离接触。

(6)肺结核病易感人群,尤其是 HIV 感染者、大剂量免疫抑制剂使用者,必须注意胸片随访,必要时遵医嘱进行预防性抗结核治疗。

(程齐俭)

40. 体检发现肺结核,要紧吗

体检发现肺结核,指无任何症状(无身体不适)时,经胸片或胸部 CT 检查发现肺内病灶,影像学诊断为"肺结核"。

拿到这样的体检报告,应该到呼吸科或结核科就诊,请医生读片,评估肺结核的可能性、是陈旧性结核还是活动性结核、是否需要痰检、是否需要短期随访观察等。

若诊断为陈旧性肺结核,不需要抗结核治疗。陈旧性肺结核,是曾经得过活动性肺结核并造成肺组织损伤,由于机体抵抗力好或成功的抗结核治疗,结核病被治愈,但肺内留下纤维条索影、结节肉芽肿或斑点钙化影等。

(程齐俭)

肺 | 栓 | 塞 |

41. 胸痛、气短就一定是心血管疾病吗

很多高血压、冠心病、房颤的患者一旦出现胸闷、胸痛、气短，常常以为是心血管疾病的症状，而忽视了肺栓塞这个疾病存在的可能。尽管肺栓塞的症状缺乏特异性，但胸痛是肺栓塞的常见症状，大多是因远端肺栓塞引起的胸膜刺激所致；而中央型急性肺栓塞的表现则类似心绞痛。因此，肺栓塞确实应与急性冠脉综合征或主动脉夹层等心血管疾病引起的胸痛相鉴别。

既往存在心力衰竭或肺部疾病的患者，呼吸困难加重、气短可能是肺栓塞的唯一症状。临床上表现"肺梗死三联征"（呼吸困难、胸痛及咯血）者不足 20％。因此，如果出现胸痛、气短，一定要第一时间请专科医生来鉴别，早期诊断、早期治疗。

（张　路）

—— 专家简介 ——
张　路

张路，同济大学附属东方医院呼吸科副主任医师。

上海市康复医学会第四届呼吸康复专业委员会青年委员，上海市医学会呼吸病学专科分会哮喘学组委员，上海基层呼吸疾病防治联盟核心秘书。

42. 肺栓塞是怎么引起的

肺栓塞是各种栓子阻塞肺动脉及其分支系统，阻断肺组织血液供应所引起的病理和临床状态。常见的栓子是血栓，其余为少见的羊水、脂肪、空气、肿瘤等栓子。由于肺组织受支气管动脉和肺动脉双重血供，而且肺组织和肺泡间也可直接进行气体交换，所以大多数肺栓塞不一定引起肺梗死。

引起肺血栓栓塞的血栓主要来源于下肢和骨盆的深静脉血栓形成，两者实质上是同一疾病过程在不同部位、不同阶段的表现。血流淤滞、血液凝固性增高和静脉内皮损伤是血栓形成的促进因素。因此，创伤、长期卧床、静脉曲张、静脉

插管、盆腔和髋部手术、肥胖、糖尿病、使用避孕药或其他原因的凝血机制亢进等,容易诱发静脉血栓形成。早期血栓松脆,加上纤溶系统的作用,故在血栓形成的最初数天发生肺栓塞的危险性最高。

(张　路)

43. 哪些高危人群要当心肺栓塞

以下均属于易患肺栓塞的高危人群,一旦出现剧烈胸痛、呼吸困难等症状,要及时就医治疗。

(1) 老年人:肺栓塞好发年龄为 50～80 岁,而且每增加 10 岁,危险性增加 2 倍,90％的致死性肺栓塞发生在 50 岁以上的患者。

(2) 血栓性静脉炎和静脉曲张患者:血栓性静脉炎和静脉曲张容易引起深静脉血栓形成,是引发肺栓塞的元凶。

(3) 慢性心肺疾病患者:慢性心肺疾病是肺血栓栓塞的主要危险因素,如风湿性心脏病、心肌病、慢性阻塞性肺疾病、先天性心脏病、冠心病、高血压等患者,特别是心房颤动伴心力衰竭患者尤易发生肺栓塞。

(4) 创伤及手术患者:创伤患者约 15％并发肺栓塞,冠状动脉搭桥术合并肺栓塞的危险性为 3％～9％,腹部大手术合并肺栓塞的危险性为 15％～30％。

(5) 肿瘤患者:如胰腺癌、肺癌、泌尿道癌、结肠癌、胃癌、乳腺癌等患者,原因可能与凝血机制异常有关。尤其肿瘤静脉内化疗的患者更是易患人群。

(6) 长期制动的人群:下肢骨折、偏瘫、手术后、患有重症心肺疾病的长期卧床患者,以及长途乘车(或飞机)、长期久坐的健康人都属于高危人群。

(7) 妊娠和长期服用避孕药者:孕妇血栓栓塞病的发生率比同龄未孕妇女高 7 倍,易发生于妊娠的头 3 个月和围产期。服避孕药的妇女静脉血栓形成的发生率比不服药者高 4～7 倍。

(8) 其他:如肥胖,超过标准体重 20％者肺栓塞的发病率增加。此外,吸烟、肾病综合征等也是危险因素。

(张　路)

44. 肺栓塞没有脑梗死和心肌梗死那么严重吗

大家谈到脑梗死和心肌梗死都会"谈虎色变",但很少有人意识到肺栓塞的严重性。其实肺栓塞是一种高致残率、高病死率、高误诊率的常见病,以下是关于肺栓塞的一组"血淋淋"的数据:①住院患者中大约1％死于肺栓塞;②90％肺栓塞患者其血栓来自下肢静脉;③80％肺栓塞患者起病时无临床症状;④对猝死者的尸体解剖研究发现,将近1/3是肺栓塞;⑤没有任何治疗的肺栓塞患者平均病死率为40％;⑥2/3肺栓塞患者的死亡在2小时以内。

肺栓塞并非是可以根据"胸痛、胸闷、咯血"这典型的三联征就能被轻易识别的,相反很多患者从起病到恶化甚至死亡都没有什么特殊的表现,从而导致80％的患者被漏诊或误诊,呈现"多发而少见"的情况。

特别提醒

肺栓塞并不是少见病,并且正在成为人群重要的死亡原因,应该引起相关的高危人群和临床医生的高度重视。

（张　路）

45. 一旦发生肺栓塞,该如何自救或急救

重症肺栓塞发生时,特别是在医院外发生时,应第一时间通知急救中心,这是大家一般会做的。容易被忽视的,是应该立刻让患者静卧,以避免栓子继续脱落,加重病情。要松解患者上衣,减少呼吸阻力;有条件时,立刻给予吸氧。急救车到后,应该平卧搬运患者。如果自行转运,也应该尽量平卧转送。绝对避免不必要的搬动,以减少静脉血栓继续脱落的风险。肺栓塞患者栓子绝大多数来自下肢静脉,可能同时会有下肢肿,不要"好心"地去按摩患者双腿,以免促使血栓脱落,致再次肺栓塞。

（张　路）

46. 肺栓塞为什么容易被误诊

肺栓塞不仅临床表现不特异,临床上所谓的肺梗死的"三联征",即同时出现呼吸困难、胸痛及咯血仅见于约20％的患者,而且常规检查如胸片、心电图、血气分析、超声心动图等也缺乏特异性。螺旋CT肺动脉造影、肺动脉MRI、肺动脉造影均能明确诊断,但费用高,尤其肺动脉造影还是侵入性检查,许多基层医院尚不具备检查条件。并且很多临床医生对肺栓塞的诊断可能性认识不够,造

成高误诊率。

临床上以冠心病为各种误诊病因首位,患者常因胸痛、心电图检查出现异常住进心血管内科,后来螺旋 CT 肺动脉造影检查发现大面积肺栓塞。呼吸科也有很多最开始通过常规胸部 CT 检查诊断为"肺炎"的患者,由于治疗效果差,最后经螺旋 CT 肺动脉造影检查后才明确肺栓塞诊断。临床上还有 10% 的肺栓塞患者因"晕厥"住进神经内科,极易被忽视,鉴别诊断时也不易考虑到肺栓塞。

(张 路)

47. 如何预防肺栓塞

要想预防肺栓塞,首先要在生活中积极预防深静脉血栓形成,尤其是容易并发深静脉血栓的高危人群更要提高警惕。

(1) 积极医治脚部感染(包括脚癣)和防治静脉曲张等。一旦发生急性血栓性静脉炎,应卧床休息,减少下肢活动,同时应用抗生素和抗凝剂。

(2) 手术和创伤后应减少卧床时间,鼓励早日下床活动。需长期卧床者应定期做下肢主动和被动活动,以减轻血液淤滞。

(3) 慢性心肺疾病患者除积极治疗心肺基础疾病外,亦应减少卧床,有血栓形成或栓塞证据时可行预防性抗凝药物治疗。

(4) 在日常生活中应避免久坐、久站,尤其是孕产期妇女,应避免长时间打麻将、玩电脑游戏、长途乘车和乘飞机旅行等。坐或站一段时间后最好走一走,让下肢肌肉收缩和放松,促进血液循环。长途旅行者最好穿上弹力袜。同时要适当多饮水,避免血液淤滞、形成血栓。

(5) 育龄期妇女尽量采用口服避孕药以外的手段进行避孕。

如果已经明确患有下肢静脉血栓者,可考虑放置腔静脉滤器,有效防止栓子脱落入肺。

(张 路)

48. 肺栓塞可以治愈吗

肺栓塞能否治愈,主要取决于是否发现栓塞并进行治疗、原有心肺疾病情况、栓塞的范围、血流动力学改变的程度、年龄及血管内皮血栓自溶活性等。急性肺栓塞的治疗,包括抗凝、溶栓、介入和手术治疗等措施。

（1）抗凝治疗是基本治疗方法，疑诊肺栓塞的患者等待检查结果时即应进行抗凝治疗。应注意患者是否存在抗凝的禁忌证，如活动性出血、凝血功能障碍以及未控制的严重高血压等。通常选择静脉应用低分子肝素，在肝素开始使用的第1～3天加用口服抗凝剂华法林，疗程为3～6个月。

（2）溶栓治疗适用于高危及少数中高危抗凝治疗病情恶化的患者。需要严格掌握溶栓适应证，以期减少或避免溶栓治疗带来的显著出血风险。常用的溶栓药物有链激酶、尿激酶和重组组织型纤溶酶原激活剂（rt-PA）。溶栓的治疗时间一般在14天以内。最严重的并发症是颅内出血。

（3）介入和手术治疗。存在溶栓禁忌证或内科治疗无效的患者，可以行肺动脉血栓摘除术，也可以推荐经导管近端肺动脉血栓碎解和抽吸术。

如果能够得到早期诊断、早期治疗，肺栓塞患者的治愈率是非常高的。

（张　路）

49. 肺栓塞治愈以后就没有后顾之忧了吗

急性肺栓塞治愈后并非一劳永逸，仍要小心以下情况的发生。

（1）肺栓塞复发：急性肺栓塞发病后4～6周内复发的危险性最大，尤其在巨大肺栓塞或抗凝治疗不足情况下。未经治疗的肺栓塞复发率50％，其中一半可能是致死性的；及时治疗的肺栓塞复发率可降至5％，其中仅20％为致死性的。无论是否进行溶栓治疗，适当延长抗凝时间，可以降低肺栓塞复发率。

（2）栓塞后综合征：因为90％以上肺栓塞患者血栓栓子来源于下肢深静脉，所以也容易发生相关的静脉损伤，常表现为受累肢体疼痛、发沉、肿胀、痉挛、痒感，严重者可出现久治不愈的静脉性溃疡。此外，还可出现继发性静脉曲张。

（3）慢性血栓栓塞性肺动脉高压（CTEPH）：急性期肺动脉收缩压超过50毫米汞柱者发生慢性栓塞性肺动脉高压的危险增加。肺栓塞治疗后仍有胸闷、气促的患者，要提高警惕，及时就医。

特别提醒

要按医嘱进行足够疗程的抗凝治疗，可最大限度地减少以上并发症的出现。

（张　路）

50. 小孩就不会发生肺栓塞吗

小孩也会发生肺栓塞,只是儿童肺栓塞的栓子来源与成人不同。由于儿童的下肢深静脉血栓形成和盆腔血栓较少见,故来自这些部位的栓子脱落引起的肺栓塞并非常见原因。小孩的栓子来源较为分散,与成人相比,因先天性或医源性因素引起者更为常见。

(1)青紫型先天性心脏病(尤其合并感染性心内膜炎时)心脏瓣膜上赘生物是栓子的主要来源,若发生于三尖瓣,可致反复发生肺栓塞。

(2)先天性血液病,如镰状细胞性贫血、真性红细胞增多症等,由于血黏度增加、血流缓慢、微循环障碍,变形或增多的红细胞经过肺小动脉时发生机械性梗阻导致肺栓塞。

(3)肾病综合征是引起肺栓塞的另一常见原因。

(4)医源性因素(如留置静脉导管、胃肠外营养)引起者更为常见。

(张　路)

51. 肺栓塞患者出院后需要注意哪些护理问题

(1)心理护理:溶栓后,患者临床上自觉症状减轻,均有不同程度的想下床活动的愿望。这时应让患者了解溶栓后仍需卧床休息,以免栓子脱落,造成再栓塞。对吸烟者,应劝其戒烟。

(2)有效制动:急性肺栓塞溶栓后,下肢深静脉血栓松动,极易脱落,要绝对卧床2～3周,不能做双下肢用力的动作及双下肢按摩。另外,要避免腹压增加的因素,如上呼吸道感染时要积极治疗,以免咳嗽时腹压增大,造成血栓脱落。

(3)皮肤护理:患者卧床时间较长,平时要注意皮肤保护,如床垫的软硬度要适中,保持皮肤干燥、床单平整。每2～3小时应翻身1次,避免局部皮肤长期受压、破损。

(4)合理营养:饮食以清淡、易消化、富含维生素为宜,少食速溶性、易变质的食物,保证疾病恢复期的营养。

(5)保持大便通畅:除吃富含纤维素的食物外,必要时可给予缓泻剂或甘油灌肠。

(6)督促患者按时服药,特别是抗凝剂的服用。要按照医嘱定期复查抗凝指标。

(7) 协助患者观察出血现象,若病情有变化时及时就医。

（张　路）

52. 出院后口服华法林需要注意哪些事项

华法林为口服抗凝药,起效慢,疗效易受年龄、个体差异、药物相互作用、日常饮食、自身疾病状况等诸多因素影响,因而用药剂量不易掌握,易引起出血或治疗不达标。临床上常通过定期检查 INR(国际标准化比值)来判断治疗是否达标和指导剂量调整。

(1) 定期复查:出院后需要定期复查 PT(凝血酶原时间)＋INR,若复查结果连续 4 次在抗凝目标范围中,可以逐渐延长复查时间间隔。先为每周 1 次,连续 4 次;接下来每 2 周查 1 次,连续查 4 次;最后每月 1 次,最长时间间隔不要超过 3 个月,终身复查。如果调整剂量,需每周 1 次复查 PT＋INR。化验无需空腹。

(2) 注意不良反应:①出血。患者在服药期间应识别有无出血的症状和体征,如牙龈出血、皮肤或球结膜淤点、鼻腔出血、呕血或咯血、黑便、血尿、月经量增多(女性)、严重头痛或胃痛等。②同时还要识别血栓栓塞的症状和体征,如胸痛、腹痛、头晕目眩、肢体麻木、活动受限等。

(3) 华法林可与许多食物产生相互作用,要保持相对稳定的膳食结构。因为富含维生素 K 的食物,如动物肝脏、绿叶蔬菜(菠菜、西芹、白菜、生菜、甘蓝、芦笋、豆角、西兰花、菜花、豌豆等)、豆奶、豆油、橄榄油、绿茶等都可降低抗凝作用,应避免大量摄入这些食物。还有一些食物如大蒜、生姜、旱芹、番木瓜、葫芦巴、葡萄柚汁等,可增强华法林的抗凝作用。

(4) 很多药物会影响华法林的抗凝作用,应注意避免同用,必须同用时应注意监测,必要时调整剂量。

以下常用药物可增强华法林抗凝作用:大量酒精、胺碘酮、西咪替丁、氟康唑、异烟肼、甲硝唑、咪康唑、伊曲康唑、奥美拉唑、非甾体抗炎药(阿司匹林、美洛昔康等)、普罗帕酮、普萘洛尔、调脂药(辛伐他汀等)、广谱抗菌药(头孢哌酮、头孢孟多、喹诺酮类等)、磺胺类药物、大环内酯类抗生素(红霉素、交沙霉素等)、别嘌醇、肝素等,以及部分中药,如丹参、当归、银杏叶制剂、黄连、黄柏、大蒜等。

以下药物可减弱华法林抗凝作用:如苯巴比妥、格鲁米特、甲巯咪唑、丙硫氧嘧啶、卡马西平、利福平、维生素 K、利巴韦林、口服避孕药和雌激素等，以及部分中药，如人参、西洋参等。

（5）创伤性手术或检查（如拔牙、胃镜检查、纤维支气管镜检查）时，请跟医生交代自己在服用华法林。

（6）女性月经来潮期间若月经量较多或时间延长，华法林的剂量可以减少1/4 或更多，月经过后再恢复原始剂量。

（7）请注意监测血压，平稳的血压控制非常重要。

（8）每天固定在晚上同一时间服药，若忘记服用，4 小时内请补上；超过 4 小时，请勿补服；连续 2 次没有服药，请及时联系医生。

（张　路）

肺│部│感│染

53. 肺炎是什么原因引起的

肺炎是指终末气道、肺泡及肺间质的炎症,可由病原微生物、理化因素、免疫损伤、过敏及药物所致。引起肺炎的病原微生物有:细菌、非典型病原体、病毒、真菌以及其他病原体(如立克次体、弓形虫、原虫、寄生虫等)。理化因素有放射性损伤、胃酸吸入等。其中病原微生物引起的肺炎最为常见,我们平时所说的肺炎就是指这类肺炎,而在这类肺炎中,尤以细菌性肺炎最常见。

(徐　凌)

—— 专家简介 ——

徐　凌

徐凌,上海交通大学附属第六人民医院呼吸科行政副主任,主任医师、硕士生导师。

中华医学会呼吸病学分会 COPD(慢性阻塞性肺疾病)学组委员,上海市医学会呼吸病学专科分会委员、COPD 学组副组长,中国医师协会呼吸医师分会中青年医师工作委员会委员。

54. 发热会不会"烧出"肺炎

发热是机体在致热源作用下或体温中枢功能障碍时产热增加,而散热不能相应增加,或散热减少,体温升高超过正常范围的一种现象。因此,发热只是一种结果,而不是病因。引起发热的原因可分为两大类:①感染性发热:各种病原体侵入机体引起的发热,占发热病因的 50%～60%,其中细菌感染占 43%,病毒感染占 6%。②非感染性发热:病原体以外的各种物质引起的发热,如大面积烧伤、内出血、创伤或大手术后的组织损伤、恶性肿瘤、白血病、急性溶血反应、血管栓塞或血栓形成、风湿热、药物热、结缔组织病、甲亢、严重脱水、中暑、重度安眠药中毒、脑震荡、颅骨骨折、脑出血、颅内压升高、自主神经功能紊乱等。

因此,发热是"烧"不出肺炎的,应该说是肺炎导致发热。

(徐　凌)

55. 有咳嗽、咳痰，但没有发热，是否就不会患肺炎

肺炎的相关临床表现有：咳嗽、咳痰、原有呼吸道疾病症状加重、胸痛、呼吸困难及咯血、发热。但不是所有的患者均出现上述症状。肺炎的主要诊断依据是胸部影像学检查,如果胸部影像学检查有新出现的斑片状浸润影、叶或段实变影、磨玻璃影或间质性改变,伴或不伴胸腔积液,结合患者有上述某种症状或医生听诊时有湿啰音或血常规示白细胞异常,则基本可以做出肺炎的诊断。

特别提醒

老年人患肺炎,临床表现可不典型,有时仅表现为食欲减退、尿失禁、体力下降、精神状态异常等,而发热、咳嗽、白细胞或中性粒细胞增高等典型肺炎表现都不明显。

(徐　凌)

56. 肺炎会传染吗

一般的肺炎不属于传染病,它是一个感染性疾病,是因为机体抵抗力降低后病原体乘虚而入,使人发病。肺炎急性期可以通过飞沫传播,但是成人免疫力很强,基本上不可能被传染。老人、儿童、体弱者等免疫力低下人群,如果与肺炎患者频繁接触,会很容易被传染。因此,不管患者是肺炎还是普通的感冒,都应建议尽量远离上述免疫力低下人群,避免密切接触。

肺炎患者不要随地吐痰,应把痰吐于纸中或痰盂里,然后焚烧或消毒后倒去,避免对着他人咳嗽、打喷嚏。陪侍及护理的人也要注意不要太劳累,要加强营养。

57. 患了肺炎要注意什么

患者除了要抗感染治疗外,还应加强营养、注意保暖、避免受凉、充分休息,

避免劳累、酗酒也很重要。饮食上,忌食辛辣、刺激食物及过甜、过咸的食物,伴有发热的肺炎患者应注意多饮水,以补充机体水分的丢失。室内宜通风换气,保持空气新鲜。

肺炎患者接受抗感染治疗时一定要按时服用抗生素,切忌漏服,漏服后血中抗生素浓度达不到杀菌浓度,不但治疗效果不好,也容易造成耐药性。急诊就诊时,一般只能开 3 天的药量,药物服完后一定要再次到医院就诊,因为 3 天的抗生素疗程是不够的。

在我国社区获得性肺炎治疗指南中,对抗生素的疗程是这样规定的:抗感染治疗一般可于热退 2～3 天且主要呼吸道症状明显改善后停药,但疗程应视病情严重程度、缓解速度、并发症以及不同病原体而异,不必以肺部阴影吸收程度作为停用抗菌药物的指征。通常轻、中度肺炎患者疗程 5～7 天,重症以及伴有肺外并发症的患者可适当延长抗感染疗程。非典型病原体感染、治疗反应较慢者,疗程延长为 10～14 天。金黄色葡萄球菌、铜绿假单胞菌、克雷伯菌属或厌氧菌等容易导致肺组织坏死,抗菌药物疗程可延长为 14～21 天。

(徐 凌)

58. 如何预防肺炎

戒烟、避免酗酒、避免受凉及劳累、保证充足营养、保持口腔健康,有助于预防肺炎的发生。保持良好卫生习惯,有咳嗽、打喷嚏等呼吸道症状时应戴口罩或用纸巾、衣物遮挡口鼻,有助于减少经呼吸道感染的病原体播散。

预防接种肺炎链球菌疫苗可减少特定人群罹患肺炎的风险。目前应用的肺炎链球菌疫苗包括肺炎链球菌多糖疫苗和肺炎链球菌结合疫苗。

23 价肺炎链球菌多糖疫苗(PPV－23)的建议接种人群为:①年龄 65 岁及以上者;②年龄小于 65 岁,但伴有慢性肺部疾病、慢性心血管疾病、糖尿病、慢性肾功能衰竭、肾病综合征、慢性肝病(包括肝硬化)、酒精中毒、人工耳蜗植入、脑脊液漏、免疫功能低下、功能或器质性无脾者;③长期居住养老院或其他医疗机构者;④吸烟者。

13 价肺炎链球菌结合疫苗(PCV－13)可覆盖我国 70％～80％的肺炎链球菌血清型,但目前我国还未上市。

流感疫苗可预防流感发生或减轻流感相关症状,对流感病毒肺炎和流感继发细菌性肺炎有一定的预防作用,适用人群较肺炎链球菌疫苗更加广泛,建议每年流感季接种 1 剂。联合应用肺炎球菌疫苗和流感疫苗可降低老年患者的病死率。

（徐　凌）

59. 肺炎的并发症有哪些

肺炎可出现局部或全身并发症，如肺炎旁积液、脓胸、肺脓肿、急性呼吸窘迫综合征（ARDS）、败血症及转移性脓肿等，这些因素容易造成初始治疗失败及治疗困难。

（徐　凌）

慢｜阻｜肺｜

60. 慢阻肺到底是什么病

　　慢阻肺是慢性阻塞性肺疾病的简称,英文名首字母缩写为 COPD,是一种以持续气流受限为特征的可以预防和治疗的疾病。其气流受限多呈进行性发展,与气道和肺组织对香烟、烟雾等有害气体或有害颗粒的异常慢性炎症反应有关。其常见临床症状为:慢性咳嗽、咳痰,气短或者呼吸困难,严重时可以出现喘息和胸闷。

　　慢阻肺在我国 40 岁以上人群的患病率为 8.2%,患病人数较多,死亡率高。目前此病为全球死亡原因的第 4 位。

(韩锋锋)

61. 为什么会患慢阻肺

　　导致慢阻肺的病因很多,主要有以下几类:①吸烟是导致慢阻肺的主要原因。②感染是促使慢阻肺发生、发展的重要因素之一。③空气污染为细菌感染增加了条件。④职业性粉尘和化学物质危害。⑤抗蛋白酶失衡。⑥机体的内在因素、自主神经功能失调、营养因素、气温的突变等。

(韩锋锋)

62. 慢阻肺有哪些临床表现

　　(1) 慢性咳嗽:通常为首发症状,初起咳嗽呈间歇性,早晨较重,以后早晚或整日均有咳嗽,但夜间咳嗽并不显著。少数病例咳嗽不伴咳痰,也有部分病例有各种明显气流受限但无咳嗽症状。

　　(2) 咳痰:咳嗽后通常咳少量黏液性痰,部分患者在清晨咳痰较多。合并感染时痰量增多,并可有脓性痰。

　　(3) 气短或呼吸困难:这是慢阻肺的标志性症状,是使患者焦虑不安的主要原因。早期仅于劳力时出现,后逐渐加重以致日常活动甚至休息时也感气短。

（4）喘息和胸闷：这不是慢阻肺的特异症状。部分患者,特别是重度患者有喘息;胸部有紧闷感通常于劳力后发生,与呼吸费力、肋间肌等容性收缩有关。

（5）全身性症状：在疾病的临床过程中,特别是病情较重的患者,可能会发生全身性症状,如体重下降、食欲减退、外周肌肉萎缩和功能障碍、精神抑郁和（或）焦虑等;合并感染时可有咳血痰或咯血等症状。

（韩锋锋）

63. 哪些人群要做肺功能检查

（1）已经患有慢阻肺的患者及有慢阻肺危险因素的人群。

（2）早产儿或营养不良儿,或儿时反复有呼吸道感染者。

（3）有家族史或者兄弟姐妹等已患有慢阻肺但本人无症状者。

（4）有长期吸烟史、长期职业暴露史者。

（5）患有慢性支气管炎或有慢性咳嗽病史者。

（6）连续咳嗽 2 周以上并伴有咳痰现象,在咳嗽时伴有哮鸣音等均应当到正规医院行肺功能检查。

（韩锋锋）

64. 为什么说肺功能检查是诊断慢阻肺的"金标准"

肺功能检查是呼吸系统疾病的必要检查之一,对于早期检出肺、气道病变,评估疾病的病情严重程度及预后,评定药物或其他治疗方法的疗效,鉴别呼吸困难的原因,诊断病变部位,评估肺功能对手术的耐受力或劳动强度耐受力及对危重患者的监护等方面有重要的指导意义。

诊断和评估慢阻肺病情时,肺功能检查可以作为一项"金标准",能客观测定气流阻塞的程度。进行肺功能检查时,通常最大呼气流量(PEF)小于 100 升/分钟或 FEV-1(第一秒用力呼气量)小于 1 升,提示有急性加重的可能。当然,也需要与患者的基础肺功能进行比较。

根据肺功能检查结果和临床症状等,慢阻肺可分为 0～4 级。高危人群(以往定义为 0 级)为危险期,此时患者的肺功能正常,但有慢性咳嗽和咳痰的症状或者有高危因素接触(如大量吸烟或粉尘接触);1 级为轻度慢阻肺;2 级为中度慢阻肺;3 级为重度慢阻肺;4 级为极重度慢阻肺。

（韩锋锋）

65. 走路就喘，要当心慢阻肺吗

在呼吸科门诊,很多中老年患者诉说走一段路后发生喘、闷、咳,俗称"憋气",部分患者休息后症状可缓解,大多数患者需要到医院就诊。

对于这类患者,我们应该提高警惕,因为很有可能是慢阻肺发生的前兆。慢阻肺特别容易发生在 40 岁以上人群,尤其是长期吸烟者,早期往往由于症状不典型而被人们忽视,如做家务时感觉"气不够用",爬楼梯时气喘。多数人不以为然,直到影响正常生活才想到去医院,而此时已多为重度,需要住院治疗。

（韩锋锋）

66. 慢阻肺患者怎样注意饮食

慢阻肺患者在长期的病程中,疾病的消耗、体质的受损、脏器的缺氧可使营养需要增加或消化功能减弱,摄入营养不足使身体营养缺乏,体重下降、消瘦、免疫功能低下,容易引起感冒及气道的反复感染,不利于疾病的恢复。营养不良同样是慢阻肺患者病情不易恢复和反复发作的重要因素之一,因此慢阻肺患者的合理饮食及调理十分重要。

(1) 高蛋白质。蛋白质每日摄入量为 1.2～1.5 克/千克(体重),以优质蛋白质为主,如老母鸡、老鸭、猪瘦肉、鱼类、奶类等。由于奶制品易使痰液变稠而不利于排痰,故应避免喝浓奶。但奶制品是钙的重要来源,应每日补充钙 100 毫克。

(2) 少吃盐。每日食盐量小于 6 克,限制酱油、味精、奶酪、火腿、咸猪肉、拉面、罐装汤、酱汤、腌制食品、薯片、苏打饼干等。选用新鲜鱼、肉、蔬菜、柠檬、葱、生姜、胡椒、生蒜、低盐酱油、醋、香油等。

(3) 补充多种维生素及无机盐。可补充鱼肝油、胡萝卜、番茄和黄绿色蔬菜、水果,含钙多的食用油、鱼类、肉类、广橘、香蕉、山芋、油菜、水果脯等。

(4) 低碳水化合物。低碳水化合物饮食,可避免血液中的二氧化碳过高,减轻呼吸负荷。

(5) 少食多餐。少食可以避免腹胀和呼吸短促。每天可吃 5～6 餐,每餐不要吃太饱,餐前可以先休息,餐后适量运动。进餐时要细嚼慢咽,若感呼吸困难,等呼吸平顺后再吃,或者按照医嘱使用氧气。

(6)饮食清淡。少吃辛辣食品,以软食物为主;少吃胀气及难以消化的食物;少吃过甜及腌制食物、酱菜或者罐头食品及海鲜,避免食用过冷、过热与生硬食物。多饮茶水,以利于气道湿化、痰液咳出。戒烟、酒。

(7)多饮水。如果医生没有约束的要求,平时应注意多喝水,这样气道分泌物就不会过于黏稠,痰液易于排出。

(韩锋锋)

67. 慢阻肺患者可以食补吗

由于患者平时黄痰或白黏痰多,中医认为多属体内有热象,因此以"清补"为宜,可选食梨、莲心、大枣、萝卜、百合、白果、荸荠、木耳、核桃、山药、枇杷和蜂蜜等具有健脾补肾、养肺止咳、祛痰平喘功能的食物或中药,或制成药粥,或熬成膏滋方。

若面色苍白、气短气促、声音低、容易出汗或感冒,或进食少、大便稀溏、舌质淡、舌边有齿印,属肺脾气虚,可予山药、茯苓、薏苡仁、大枣、桂圆等食物健脾补肺;若平时面红口干、手心发热、夜间盗汗、动则气喘,属于阴虚,在饮食中,多予百合、莲子、银耳、白萝卜、西瓜、梨、甘蔗等滋阴润肺的食物;若形寒肢冷、腰膝酸软、气喘无力、小便清长、舌质淡,属阳虚型,宜用温肾助阳之药膳,可选食温热性食物,如狗肉、姜粥、桂圆红枣汤、猪肺羊肉汤、虫草、灵芝核桃膏等。

(韩锋锋)

68. 如何预防慢阻肺

(1)戒烟是预防慢阻肺最重要的措施,在疾病的任何阶段戒烟都有助于防止慢阻肺的发展。

(2)控制职业和环境污染,减少有害气体和有害颗粒物的吸入,重污染天气时应减少外出和劳动。

(3)加强体育锻炼,增强体质,提高机体免疫力。

(4)预防感冒,感冒流行期间避免集体活动。

(5)有慢阻肺高危因素的人群,应当定期进行肺功能监测,尽早发现并及时治疗。

（6）若发现自己长期咳嗽、咳痰、呼吸困难,应及时就医。

重点提醒老年患者,应该定期到医院进行肺功能监测。一些高危人群如抽烟者、有家族病史者更应提高警惕。做到早诊断、早治疗、早控制。

（韩锋锋）

69. 慢阻肺和肺气肿、哮喘是什么关系

人们通常会误认为慢阻肺是与哮喘、肺气肿、慢性支气管炎类似的疾病,实际上这几种病关系密切,彼此有交叉,但不是同一种病。慢阻肺主要强调气流受限,即胸闷气短、呼吸费力这方面的症状。慢性支气管炎主要强调咳嗽、咳痰症状,如果每年咳嗽 3 个月以上,连续 2 年以上就可以诊断为慢性支气管炎。肺气肿主要强调肺形态改变,包括气腔扩张、气管结构破坏等。与慢阻肺类似,哮喘也是一种气流受限的疾病。但哮喘的气流受限具有明显的可逆性,患者在不发作时基本正常,这一点与慢阻肺不同。这几种病的治疗也存在差异,因此患者在就诊时应当问清楚自己到底是什么病,不能混淆。

（韩锋锋）

70. 慢阻肺治疗有效，可以停药吗

不少慢阻肺患者症状一改善,就马上停药,这种做法最不可取。慢阻肺是终身性疾病,需要进行维持治疗。如果停药,患者的肺功能会继续下降。患者是否需要停药或加减药物,"金标准"是肺功能检测结果,而不是自己的主观感受。

还有很多人担心激素治疗有不良反应,如会使人发胖等,而对服药有抵触。这种担心完全没必要。激素是慢阻肺的一线治疗药物,临床实践证明,长期使用激素治疗,可有效减少慢阻肺发作次数,保护肺功能。现在的激素都是吸入型的,以微克计算,剂量非常小,成年人吸完药以后,可以漱漱口,不会产生不良反应。

（韩锋锋）

支｜气｜管｜哮｜喘

71. 疑似哮喘就诊时要注意什么

哮喘可引起喘息、胸闷、气促、咳嗽等症状,活动受限和突发事件(发作性)有时需紧急治疗,并且可能是致命的。

当患者有呼吸不适症状,如喘息、气短、胸部紧迫感和咳嗽时,应该及时去医院就诊。必须告诉医生病情和症状、诱发的因素、发作的季节、个人和家庭成员的健康状况和疾病史,以及工作和生活的环境情况。这些病史可以帮助医生判断是否患有哮喘。

在就诊时,医生常常会问患者的家族史和个人史。因为哮喘具有一定的遗传性,患者父母或者近亲患有过敏性疾病,如过敏性鼻炎、过敏性哮喘等,以及患者有过敏性鼻炎、过敏性皮肤病(如湿疹)等,都对诊断非常有价值。

医生会通过一些检查,如肺功能、呼出气一氧化氮检测,来确认患者是否患有哮喘。

(杭晶卿)

— 专家简介 —

杭晶卿

杭晶卿,上海市普陀区人民医院呼吸内科主任,主任医师。上海市医学会呼吸病学专科分会委员,上海市医师协会呼吸内科医师分会委员。擅长慢性气道疾病的诊治。

72. 哮喘为什么常在夜间和运动时发作

哮喘常在夜间发作,导致患者无法入睡或反复憋醒。这是因为夜晚体内激素水平下降,气道内炎症细胞浸润增加,炎性物质产生增多,导致哮喘症状更加明显。若接触过敏因素或哮喘治疗不规范、症状控制不佳,也会使哮喘症状在夜间加重。

运动性哮喘又称为"运动诱发性哮喘",是支气管哮喘的一种特殊表现类型。

运动可作为一种单独的诱发因素，或作为多种诱发因素的一种。运动性哮喘在青少年中多见，多数患者在剧烈运动开始后 10 分钟左右或运动停止后 2～10 分钟出现胸闷、气短、呼吸困难、喘息，肺部可闻及明显哮鸣音。可能的机制是：运动时气道壁充血、黏膜的通透性增加和水肿，导致气道狭窄，引起气流受限。运动后随着气道表面液体水分的蒸发，气道黏膜表面的液体渗透压发生改变，导致炎症介质释放，发生气道痉挛。

（杭晶卿）

73. 治疗哮喘的药物有哪些

治疗哮喘的药物分为两大类，控制药物和缓解药物。

（1）控制药物：需要每天使用并长期维持的药物，用于哮喘的长期控制，以避免哮喘症状发生。常用药物包括吸入性糖皮质激素、长效 β_2 受体激动剂、白三烯调节剂等。

（2）缓解药物：又称急救药物，这些药物在有症状时按需使用，能迅速解除支气管痉挛。常用药物有吸入型短效 β_2 受体激动剂，如沙丁胺醇和特布他林。这类药物起效快，通常数分钟起效，疗效维持 4～6 小时，是轻、中度哮喘发作的首选药物，也可预防运动性哮喘。这类药物要按需使用，不宜长期、单一、过量使用。因其能快速缓解支气管痉挛、减轻哮喘症状，故可作为急救药物随身携带。

哮喘发作是因气道炎症所致，此炎症非病原体感染所致，它是一种"变态反应性炎症"，抗炎药物以吸入型糖皮质激素为主。抗生素仅仅是针对病原体，只有在哮喘发作伴有病原体感染时，才在抗哮喘治疗同时加用抗生素。

（杭晶卿）

74. 哮喘不发了，能否停药

哮喘是一个慢性疾病。慢性，意味着它是长期存在的。很多患者从儿童时期就有哮喘，到成人期后可能发病已有几十年了。哮喘常表现为阵发性发作，或季节相关性发作，发作期间的缓解并不是疾病已治愈。患者持续存在慢性气道炎症，从而造成呼吸道症状。一旦停用抗炎药物，会造成炎症加剧，导致支气管痉挛，哮喘发作。

抗炎是一个长期的过程。就如同高血压和糖尿病，平素治疗高血压的药物的突然停用,会造成血压的增高,从而导致脑卒中等严重的情况出现;治疗糖尿病的药物突然停用会造成血糖增高,最终导致心脑血管并发症。因此,哮喘患者不应该盲目担忧药物的不良反应而自行减药和停药。抗炎药物的使用重在预防急性加重,是疾病需求所致,需要长期使用。

(杭晶卿)

75. 长期吸入激素安全吗

门诊经常有因不规范使用吸入激素导致哮喘发作的患者,问其原因,常常是担心药物的不良反应,如发胖、药物成瘾,或担心药用多了将来无效。

目前的吸入型激素将药物直接送达哮喘患者气道的炎症部位,不需要经过血液循环的周转,因此其所需的剂量(微克级)远远小于口服激素(毫克级),也就大大减少了激素的不良反应。吸入型激素的主要不良反应是由残留在口、咽喉部的药物产生的,如声音嘶哑、口腔溃疡等,用药后认真深漱喉,这些反应大部分可避免。

至于成瘾问题,先要了解什么叫成瘾。成瘾是指对某一物质或行为的习惯性心理和生理依赖超出了个体的主动控制。吸入型激素不存在成瘾,而是疾病需要必须长期使用,随着疾病的完全控制,可以在医生的指导下逐渐减量,以最小的剂量控制哮喘。

因此,哮喘患者一定要遵从医嘱,坚持规范化的哮喘治疗。

(杭晶卿)

76. 可以不用吸入药物而仅口服药物治疗哮喘吗

哮喘患者在就诊时常常问:"我可以不用吸入药物,改为口服药物吗?"

哮喘的本质是呼吸道的慢性炎症。呼吸道和外界相通,药物通过吸入装置即可直接到达呼吸道而发挥作用,不需要通过消化道吸收进入血液循环而到达气道这一过程。吸入途径不仅能使药物更快地发挥作用,而且所需的药物剂量也大大减少,极大地减少了药物的不良反应。

以吸入糖皮质激素为例,其与口服激素相比,局部抗炎作用强,通过吸入途径给药,药物直接作用于呼吸道,发挥抗炎、抗过敏的作用;所需剂量较小,一般仅为口服剂量的 1/10 或更少。此外,通过呼吸道和消化道进入血液的药物大部分被肝脏灭活,因此全身不良反应很少。

再如按需用药的短效 β_2 受体激动剂沙丁胺醇,当哮喘发作时,通过吸入药物,5～10 分钟即发挥作用,解除支气管痉挛。

气道与外界相通这一特点使吸入药物能更好、更快地发挥作用。

(杭晶卿)

77. 什么是哮喘的良好控制

虽然哮喘难以根治,但却可以控制。只要患者坚持长期规范化治疗、掌握药物的正确使用方法、了解发作时需采取的措施、保持与呼吸科医生密切的联系、制订一项适合自己的治疗方案,通过科学的方法,进行长期有效的自我监测和评估,就可以良好地控制哮喘。

所谓的"良好控制"是指:没有日间症状,即白天没有咳嗽、喘息或气促;夜间也没有症状,整夜安睡而没有咳嗽、胸闷,不会被憋醒;日常活动不受限制,即不因哮喘而无法工作或学习;不需要使用急救药物,只需用平时的维持药;肺功能检测结果正常。

(杭晶卿)

78. 想获得哮喘的良好控制，需要做些什么

长期使用控制气道炎症药物的患者,可以在家里比较醒目的地方贴个便条提醒自己。因正确使用吸入装置和疾病治疗疗效密切相关,患者需要掌握吸入装置使用技术,必要时请医生检查您使用吸入器的方法是否正确。外出活动、学习和工作时必须随身携带快速缓解药物,哪怕疾病已在稳定期,也要确保紧急需要时能够快速使用。

患者要和医生讨论哮喘诱发因素和如何避免接触这些因素。医患配合,建立伙伴关系。在哮喘的长期治疗中,患者不可能使用一种固定不变的治疗方案,而应根据哮喘病情严重程度的分级采取不同的治疗措施,即阶梯式治疗方案,也就是个体化治疗。故除了坚持长期治疗外,还需对病情进行评估和监测,如进行肺功能和呼出气一氧化氮的检测,以便调整治疗方案,使用尽可能少的药物达到理想控制哮喘的目的。

(杭晶卿)

79. 哮喘控制不佳的原因有哪些

没有应用合适的哮喘药物或使用的哮喘药物剂量不足,是使哮喘控制不佳的主要原因。

(1) 维持药物(吸入糖皮质激素)减量太快,一般病情稳定3个月以上才会考虑逐渐减量。

(2) 减量的时机不对,应尽量避开春秋季节、易发呼吸道感染时期、有外出旅行计划时等。

(3) 没有长期坚持治疗,只是在哮喘急性发作时用药。

(4) 药物使用方法不对。使用气雾剂前未摇匀药物;将两次吸入的药物同时揿入储雾罐;在使用完规定的容量后,摇晃药罐发现似乎还有药物,误将抛射剂继续使用。使用干粉剂时,在旋转底座装药时未垂直操作;吸入时吸力不够;在使用完规定的容量后,摇晃装置发现似乎还有药物,误将干燥剂继续使用。

此外,接触了引起哮喘的诱因,过敏原持续暴露会造成哮喘反复发作,比如家中饲养宠物、有职业暴露存在等。呼吸道感染、鼻炎未控制、胃食管反流等也可诱发哮喘发作。

(杭晶卿)

80. 家属能做些什么帮助患者控制哮喘发作

首先,了解一些家庭常见的哮喘诱发因素。尘螨是诱发哮喘最为常见的过敏原,它寄生在地毯、布艺家具、窗帘、床垫、枕头和被褥中,以皮屑为食,并在温暖潮湿的环境中繁殖。患者对宠物过敏也是普遍现象。近50%的哮喘儿童对宠物的皮屑、唾液和尿液过敏,而并非皮毛或羽毛。这些诱发因素是极微小的颗粒,即使宠物不在了,它们仍悬浮在空气中。宠物也有可能把沾在皮毛上的花粉或真菌带入室内,真菌和花粉也是常见的过敏原。真菌会寄生在腐败植物中,并在潮湿环境中滋长,它所产生的孢子可以在空气中飘荡。花粉可以随风散播,花粉在春、夏和秋季最常见。基于这些诱发因素,可采取相应的措施。

(1) 将地毯换成地板或瓷砖。

(2) 经常清洁毛绒玩具,正确的方法是将其冷冻24小时后再用冷水冲洗。

(3) 打扫房间时采用湿拖把或湿抹布,以避免扬起灰尘。

（4）最好不用布艺家具，也不用布艺窗帘。

（5）将床垫、枕头罩上带拉链的防尘螨罩。每周用 60 ℃的热水清洗所有床上用品，洗好后在太阳下晒干。

（6）不要在家里养宠物。

（7）不要在家里抽烟。

（8）用湿度计监测室内湿度，使之保持在 50％以下。

（9）尽量不要使用香水、发胶等喷雾剂。

（10）根据天气变化调整衣物，在感冒高发期尽量少去人多拥挤的公共场所，以免感冒。

（杭晶卿）

病|毒|感|染|

81. 什么是普通感冒和流行性感冒

　　普通感冒是最常见的急性呼吸道感染性疾病,大部分是由病毒引起的,包括鼻病毒、冠状病毒、副流感病毒、呼吸道合胞病毒等。流行性感冒简称流感,是由流感病毒引起的一种急性呼吸道传染病。从两者的定义我们就知道,普通感冒只是一种感染性疾病,而流感是一种传染性疾病,具有传染性。

　　那么流感病毒是什么呢? 流感病毒属于正粘病毒科,可分为甲、乙、丙3型。甲型流感病毒在动物中广泛存在,可以感染动物和人。乙型流感病毒除感染人之外还没有发现其他的自然宿主,而丙型流感病毒除感染人之外还可以感染猪。目前人群中主要流行的流感病毒为甲型 H1N1、甲型 H3N2 及乙型流感病毒。

(王盛美　揭志军)

—— 专家简介 ——

揭志军

　　揭志军,复旦大学附属上海市第五人民医院呼吸科主任,副教授、硕士研究生导师。

　　上海市医学会呼吸病学专科分会委员兼感染学组副组长,中国医师协会呼吸医师分会中青年委员。

82. 普通感冒和流感的症状有何不同

　　普通感冒经常是在季节交替或冬春季节的时候突然起病,以呼吸道症状为主,如咽部不适、咽干、咽痒,或者是打喷嚏、鼻塞、流清涕。2～3 天后可出现咽痛或声音嘶哑,可出现流泪、味觉迟钝、呼吸不畅、咳嗽、少量咳痰、鼻涕变稠等症状。一般来说,只有少数严重患者会表现出高热、全身乏力不适、畏寒、四肢肌肉酸痛、头痛及食欲下降等全身症状。

　　流感可轻可重,最典型表现是流感的季里(多为冬春季)突然起病,以高热和全身症状为主,体温 39～40 ℃,会畏寒、发抖,并感觉全身不适、头痛、全身肌肉关节酸痛、极度乏力、食欲减退等,而呼吸道症状如咳嗽、咽痛较轻。多在发病3～4天后体温下降、全身症状好转,但咳嗽、咳痰恢复较慢,常需1～2周或者更久。部分患者感染流感除发热外,以呕吐、腹泻为显著特点,儿童多见。少见的有中毒型流感,患者出现高热、休克及弥漫性血管内凝血,病情危重,病死率高。

（王盛美　揭志军）

83. 鼻塞、打喷嚏、鼻痒、流涕、咽痛一定是感冒吗

出现鼻塞、打喷嚏、鼻痒、流涕、咽痛等症状的时候,首先考虑的是感冒。但当反复出现一连串的喷嚏、清水样鼻涕、鼻塞、鼻痒,尤其是在接触致敏原(如尘螨等)时发生,就要考虑过敏性鼻炎的可能了。这时可以去医院行过敏原检测,避免接触过敏原。如果在鼻塞、流清涕基础上出现持续流脓涕、高热、颜面部疼痛或头痛,症状不缓解,那很有可能是患上急性鼻窦炎了。感冒患者容易出现咽痛症状,但如果咽痛持续不缓解,影响吞咽和呼吸,同时伴有高热,需要警惕扁桃体化脓。感冒咳嗽一般持续1～2周,如果超过1个月还不好转,就有必要就诊了。

（王盛美　揭志军）

84. 流感通过什么途径传播

流感是会传染的。流感的最显著的特点就是突然暴发、迅速扩散,造成不同程度的流行。大多数流感呈现出明显季节性流行趋势,也就是说在某个地区、特定季节,流感的发生率明显升高。

所有人群都有可能感染上流感,发病率最高的是青少年和儿童。而出现并发症风险最高的是特殊人群,包括妊娠期妇女、儿童、老年人、肥胖者以及慢性疾病患者。这些人群感染上流感后,容易出现并发症,需要及时治疗。

流感感染者,包括表现出明显流感样症状的患者和无症状患者,在咳嗽或打喷嚏时会将传染性飞沫排入空气,周围的人吸入这些飞沫从而感染上流感。接触患者的唾液、鼻涕等分泌物也可能引起感染。

（王盛美　揭志军）

85. 什么样的感冒不能"扛"

正如其名,普通感冒是一种普通得不能再普通的疾病了,但是普通感冒却可致命。普通感冒是一种自限性疾病,自然病程多不超过 1 周。但如果在 1 周后症状无明显好转甚至有加重,此时需要警惕感冒并发症,如急性支气管炎、肺炎、心肌炎、鼻窦炎、中耳炎、脑炎、肌炎等。尤其爆发性心肌炎,危害极大,病死率极高。因此,感冒后出现胸痛、胸闷、心慌、气喘、高热、脓涕、头痛剧烈等症状,或者感冒好后再次发热、咳嗽,一定要及时就诊。

季节性流感中,很多人能够平安地度过。但是对于特殊人群来说,尤其是抵抗力差的人群,并发症发生的概率明显增加。鼻窦炎、中耳炎倒还算是比较轻,而像肺炎、心肌炎、脑炎、肌炎,甚至多个脏器功能损害,往往进展快、病情极重,如果没有及时治疗,病死率极高。

如果你是特殊人群中的一员,出现了流感样症状,应及时就诊。尤其是成年人出现呼吸快或呼吸不畅、胸腹部疼痛不适、突然头晕、剧烈或持续性地呕吐,或者流感症状好转后再次发热或咳嗽,应引起重视。如果儿童感冒过程中出现脸色发青、喝不下水、无法进食、活动减少、老是要睡觉、拒抱,或者出现皮疹、高热、眼窝凹陷、哭时无泪等,表明病情已经很重。

(王盛美　揭志军)

86. 感冒后需要使用抗病毒药物吗

普通感冒的治疗原则是休息和对症治疗为主。有人就有疑问,感冒是由病毒引起的,市面上有抗病毒药物,那么可不可以吃抗病毒药物?答案是不需要。抗病毒药物对普通感冒是无效的,而且使用抗病毒药物会加重不良反应。

对流感,最重要、最有效的治疗是尽早使用抗病毒药物。抗病毒药物不但可以减轻症状、缩短病程,还可以预防重症流感的发生。但是就算得了流感,也不一定必须吃抗病毒药物,请遵医嘱。

(王盛美　揭志军)

87. 感冒后需要使用抗生素吗

普通感冒和流感都无需使用抗生素。要知道抗生素针对的是细菌感染,而普通感冒和流感多是病毒感染引起的,抗生素对病毒是无效的,而且抗生素也不能预防细菌感染。

因此,如果感冒了,不要认为抗生素可以改善症状、缩短病程,更不要随便去吃抗生素。只有当继发细菌感染时,才需要使用抗生素。这个时候应及时就诊,由医生来决定如何用药。

(王盛美 揭志军)

88. 感冒药那么多,选哪个好

感冒后对症选药,才是正确之道。

(1)鼻塞、流涕、打喷嚏,选择减充血剂,主要成分是伪麻黄碱。

(2)咳嗽,可选择抗组胺药,比如氯苯那敏;也可选择止咳药,如右美沙芬。

(3)痰多,可选用祛痰药,如愈创木酚甘油醚。

(4)发热,可选用解热镇痛药,如对乙酰氨基酚、布洛芬。

在选药时要注意,感冒药多为复合制剂,所以要避免重复用药。另外,如果服用感冒药 3~7 天症状还不好转,那么可能是误诊或疾病进展了,需要及时就诊。

(王盛美 揭志军)

89. 不想吃西药,可以用中药吗

根据中医辨证,感冒主要分为风寒感冒、风热感冒、暑湿感冒。

冬季及初春多为风寒感冒,若明显感到怕冷、流清涕、咳白痰,应选择针对风寒感冒的中成药,常见的有感冒清热颗粒、正柴胡颗粒。

春季及初夏多为风热感冒,患者多有明显发热、头痛、鼻塞、咽喉肿痛、流黄涕、咳脓痰表现,应选择针对风热感冒的制剂,如银翘感冒片、小柴胡颗粒等。

盛夏及梅雨季节多为暑湿感冒,应选用藿香正气水、银翘解毒丸等针对暑湿的药物。

购买药物的时候,可以咨询店员,由店员推荐。和西药一样,如果使用 3~7 天后症状无改善,也该去医院就诊。

(王盛美 揭志军)

90. 如何预防季节性流感

季节性流感在人与人间传播能力很强,为了保护自己、保护他人,一定要做好预防。流感患者应该居家休息,避免接触他人;咳嗽、打喷嚏时应使用纸巾捂住口鼻,避免飞沫传播;及时洗手,避免脏手接触口、鼻、眼;不要随便乱摸门把手、钥匙等,以免病毒留在上面,造成传播。如果单位里、学校里有流感暴发,同样要做到以上几点。另外,接种流感疫苗是预防季节性流感最有效的手段。

(王盛美　揭志军)

91. 哪些人需要打流感疫苗

流感疫苗接种对于甲、乙型流感病毒具有一定的防护性,这是由流感疫苗成分决定的。我国目前采用的是世界卫生组织推荐的 2016—2017 年度北半球三价流感疫苗。

所有超过半岁的人都应该每年接种流感疫苗。我国推荐优先接种人群包括孕妇、6 月龄～5 岁的儿童、60 岁及以上老年人、慢性病患者、免疫抑制或免疫功能低下者、卫生保健工作者。

对鸡蛋或疫苗中任何成分过敏者,不宜接种流感疫苗;对于伴有发热或不发热的轻、中度急性疾病患者,建议症状消退后再行接种;曾经接种流感疫苗 6 周内出现吉兰-巴雷综合征者,应谨慎接种。

(王盛美　揭志军)

92. 人怎么会感染禽流感

同人一样,禽类也会发生流感,我们将发生在禽类中的流感称为禽流感,致病的病毒称为禽流感病毒,它是一种甲型流感病毒。

一般来说,禽流感病毒不会感染人,但凡事都有例外。当禽流感病毒可以在人体细胞内大量复制,就开始了其感染人的征途,也就是我们所说的人感染禽流感。最耳熟能详的应该就是 H5N1 和 H7N9 禽流感,对于人来说,这两者都是高致病性禽流感。

以 H7N9 禽流感为例,患者主要是通过接触携带 H7N9 禽流感病毒的禽类或禽类的带毒分泌物而感染。这就意味着那些易接触到禽类的人群(如禽类养殖工作者)容易感染上 H7N9。目前,没有证据表明 H7N9 禽流感会出现持续的人传染人。

(王盛美　揭志军)

93. 如何预防 H7N9 禽流感

目前没有预防 H7N9 病毒感染的疫苗,季节性流感疫苗也不能预防 H7N9 流感。最重要的预防措施就是不要接触活禽,更不要接触死禽。

对于禽类养殖工作者来说,一定要做好个人防护,戴好手套、口罩,穿工作服,接触禽类后彻底洗手。对于普通人来说,要避免家禽和外来禽类混养,不要购买活禽或者买活禽回家饲养后再食用,鸡、鸭等禽类食物要烧熟、烧透方能食用。不能生吃鸡蛋、鸭蛋。另外,保持健康的生活方式,增强免疫力;勤洗手,保持手卫生;保持室内通风的状态等,都是预防禽流感有效的措施。

(王盛美　揭志军)

慢｜性｜咳｜嗽

94. 咳嗽，胸片检查正常，为什么还要做 CT 检查

　　咳嗽的病因几乎可以涉及全身各个器官。根据咳嗽诊断的流程，一般将 X 线胸片检查作为慢性咳嗽的常规检查。这是因为 X 线胸片能帮助确定肺部病变的部位、范围与形态，得出初步诊断。但是，胸片检查正常并不等于肺、支气管肯定没问题。胸片检查存在局限性，一些生长部位隐蔽、病灶小、病灶密度低的病变在胸片上可能无法显现。因此，对于胸片正常的患者若治疗后咳嗽仍无明显缓解，我们通常建议患者进一步做胸部 CT 检查。这是因为胸部 CT 检查有助于发现纵隔旁肺部病变、肺内小结节、气管壁增厚、气管管壁钙化、气管狭窄、纵隔淋巴结肿大等问题，对于一些胸部 X 线检查不易发现的病变，一些少见的慢性咳嗽病因如支气管结石、复发性多软骨炎、支气管异物等具有重要诊断价值。高分辨力 CT 有助于诊断早期间质性肺疾病和非典型支气管扩张。

（金晓燕）

—— 专家简介 ——

金晓燕

　　金晓燕，上海交通大学医学院附属同仁医院呼吸科主任，主任医师。上海市医学会呼吸病学专科分会委员，上海基层呼吸疾病防治联盟副主席，中国医师协会呼吸医师分会委员。擅长慢阻肺、哮喘、慢性咳嗽等疾病的诊治。

95. 咳嗽好几个月了，拍胸片正常，还应做什么检查

　　如果咳嗽时间达到或超过 8 周，而胸部 X 线检查无明显异常，我们通常称之为"不明原因慢性咳嗽"，简称"慢性咳嗽"。

　　呼吸科门诊因咳嗽就诊的患者中，胸部 X 线无明显异常者占很大比例。慢性咳嗽病因复杂且涉及面广，其主要病因为咳嗽变异性哮喘、上呼吸道咳嗽综合征、嗜酸性粒细胞性支气管炎和胃食管反流等。由于诊断不明，很多患者误以为是支气管炎而频繁使用抗菌药物治疗，结果疗效甚微并产生诸多不良反应。

在我们国家,咳嗽变异性哮喘是慢性咳嗽最主要原因之一,要首先进行甄别。肺通气功能检查(包括支气管舒张试验和支气管激发试验)是诊断咳嗽变异性哮喘的主要依据。因此,对于咳嗽超过8周、胸部X线检查无明显异常的慢性咳嗽患者,应常规行肺通气功能检查以尽快找到病因。

(金晓燕)

96. 为什么感冒好了却一直咳嗽

无并发症的普通感冒一般5~7天后可痊愈。但很多患者当感冒的急性期症状消失后,咳嗽却迁延不愈,多表现为刺激性干咳或者咳少量白色黏液痰。通常持续3~8周,X线胸片检查无异常。临床上称之为"感冒后咳嗽"。因除了呼吸道病毒感染外,其他呼吸道感染,如肺炎支原体和肺炎衣原体感染等,亦可导致此类咳嗽,所以现在统称为"感染后咳嗽"。呼吸道病原体感染导致呼吸道上皮黏膜损伤、呼吸道炎症、呼吸道敏感性增高等是感染后咳嗽的主要发病机制。

感染后咳嗽常为自限性,多能自行缓解,但也有部分患者咳嗽顽固,甚至发展为慢性咳嗽。若患者就诊后相关检查提示为病毒感染,则不必使用抗菌药物治疗。对部分咳嗽症状明显的患者,建议短期应用镇咳药、抗组胺药加减充血剂等。

特 别 提 醒

若感冒后咳嗽持续数周至数月,X线胸片检查无异常,服用镇咳药物后仍然迁延不愈,建议患者及时到医院就诊,做进一步相关检查,避免咳嗽变异性哮喘、嗜酸性粒细胞性支气管炎等疾病的漏诊。

(金晓燕)

97. 长期咳嗽就应该吃抗生素吗

生活实例

经常有患者说:"医生,我每次咳嗽都要几个月,自己吃止咳糖浆没用,一定要吃消炎药(抗生素)才能好。"实际上,患者出现慢性咳嗽时,不能盲目使用抗生素,需要明确病因后,才能确定正确的治疗方案。

慢性咳嗽病因众多,如果不分青红皂白滥用抗生素,不仅解决不了问题,还容易造成耐药性。

(1) 以咳嗽为主要或唯一表现的哮喘称为咳嗽变异性哮喘,这种咳嗽使用抗生素是无效的,应使用支气管扩张剂、糖皮质激素。

(2) 上呼吸道咳嗽综合征是指由于鼻部疾病引起分泌物倒流鼻后和咽喉部,导致以咳嗽为主要表现的综合征。鼻腔局部吸入糖皮质激素是治疗相关鼻部疾病的首选药物。

(3) 嗜酸性粒细胞性支气管炎症状与咳嗽变异性哮喘类似,治疗也类似,使用抗生素无效。

(4) 胃食管反流性咳嗽是由于胃酸和其他胃内容物反流进入食管,导致以咳嗽为突出的临床表现。治疗措施包括调整生活方式,如减肥、少食多餐、避免过饱和睡前进食等。

(金晓燕)

98. 哪些抗高血压药物会引起咳嗽

临床上许多药物都可以诱发咳嗽,其中最常见的药物是被广泛用于高血压和心力衰竭治疗的血管紧张素转化酶抑制剂(ACEI)。以卡托普利、依那普利、赖诺普利等为代表的 ACEI 引起咳嗽不良反应的发生率一般在 10% 左右,ACEI 导致的咳嗽占慢性咳嗽的 1%~3%。

应用 ACEI 后引起的咳嗽,典型表现为干咳,伴有咽部瘙痒感。咳嗽通常发生于应用 ACEI 后数小时或数周内,与所用 ACEI 的剂量不相关,只要不停止应用,咳嗽会持续存在。但连续服用数周或者数月后,咳嗽症状可有所减轻。

针对 ACEI 引起的咳嗽,最有效的方法就是停用 ACEI,停用药物后咳嗽通常在 1~4 周缓解,多数患者在停药后 3 天左右咳嗽消失,少数情况咳嗽可能迁延 3 个月。患者可以换用血管紧张素 II 受体拮抗剂(ARB),如替米沙坦、缬沙坦和厄贝沙坦等。ARB 一般不会诱发咳嗽。

(金晓燕)

99. 为什么一到换季就容易咳嗽

临床上经常可以遇到一些患者,每年一到换季时就要咳嗽,服用抗生素和镇咳药物均不能缓解咳嗽,但是季节一过,咳嗽均可以自行缓解。季节性咳嗽的原因可能有以下两点。

换季的时候冷、暖空气势力相当,气候干燥、气温多变,细菌、病毒等很容易经过鼻腔和咽喉进入人体,引起呼吸道黏膜发生炎症反应,罹患急性上呼吸道感染、急性支气管炎的概率上升。

很多花草在春季和秋季生长,花粉容易引起过敏体质的患者出现刺激性干咳,咳嗽容易发生在夜间及凌晨,咳嗽严重时可伴有喘息和胸闷。过了这两个季节,或是环境改变后,咳嗽不治而愈。

季节性咳嗽患者建议及时到医院诊治,进行相关检查后明确病因。如果是花粉过敏引起的哮喘,建议您出门戴口罩,避免接触花粉,并在症状出现时立即开始糖皮质激素吸入治疗,持续到花粉季节结束后 4 周。

(金晓燕)

100. 为什么食管炎也会引起咳嗽

咳嗽的背后隐藏着多种疾病。比如胃食管反流性咳嗽,是因胃酸和其他胃内容物反流进入食管,导致以咳嗽为突出表现的临床综合征,属于胃食管反流病的一种特殊类型,占慢性咳嗽病因的 10%～20%。这类患者的典型临床表现有:①典型的反流症状,如反酸、烧心(即胸骨后有烧灼感),出现一些不典型症状,如慢性咳嗽、哮喘、声音嘶哑等。②咳嗽多以干咳为主,且持续很长时间。③咳嗽常与进食相关,在饱餐、食用高脂肪类食物或咖啡后加重。

与其他原因引起的慢性咳嗽相比,胃食管反流引起的咳嗽临床表现往往无特异性。对于常规治疗效果不佳的慢性咳嗽,应考虑胃食管反流的可能,或考虑到两种及两种以上病因的存在。

(金晓燕)

101. 咳嗽和鼻炎有关系吗

事实上,这两者的关系非常密切。鼻炎或者鼻窦炎引起的鼻涕倒流是非吸烟患者慢性咳嗽最常见的病因,临床上称之为"上呼吸道咳嗽综合征",以前叫"鼻后滴流综合征"。

上呼吸道咳嗽综合征是指由于鼻部疾病引起分泌物倒流鼻后和咽喉部,导致以咳嗽为主要表现的综合征。鼻炎患者容易有鼻、咽喉黏膜的瘙痒感,也偶有咳嗽的动作,再加上急、慢性鼻窦炎的分泌物倒流,可使咳嗽症状加重。

这在儿童中特别常见,咳嗽拖了几周之久,尤其在半夜睡觉时或清晨刚起床时咳嗽加重,甚至恶心欲吐,常规使用止咳药物多无效。检查时可发现鼻内鼻窦开口附近有非常黏稠的黄色分泌物附着,向下缓缓流至鼻咽部。再检查口咽,偶可见到上述"黄色小瀑布"样鼻分泌物向下流至咽后被吞入胃内,或于睡觉时无意识地流入气管造成夜咳不断。起床时,由于鼻咽处分泌物很快卡在咽部,造成恶心及食欲不振。这种咳嗽给予一般止咳药物或祛痰剂无法根治,给予抗生素治疗加上黏液溶解剂,多能有效解除症状。

(金晓燕)

102. 为什么一到雾霾天就咳嗽

雾霾天气,空气中飘浮着大量有害物质,会对人体的呼吸道造成伤害。雾霾中含有多种成分,包括粉尘、二氧化硫、二氧化氮、重金属、多环芳烃以及多种病原体。这些成分对人体产生不同程度的危害。雾霾中大的颗粒物可以被我们的鼻毛、鼻腔里的纤毛以及咽部的细小纤毛拦截,呼吸道通过分泌黏液将这些颗粒物吸附,然后通过纤毛摆动把这些颗粒物清除出呼吸道。这就是很多人感觉雾霾天气一过,咳嗽、咳痰就增多的原因。

雾霾引起咳嗽还有一个重要的原因就是炎症刺激。有些人感冒后会遗留很长时间的咳嗽,就是由于细菌或病毒会损伤呼吸道最上层黏膜,使气道的反应性增高从而引起咳嗽。雾霾颗粒物上携带了许多致病菌,这些致病菌一部分对上呼吸道造成破坏,引发咳嗽;另外一部分进入肺泡,被巨噬细胞吞噬,雾霾颗粒物上附着有许多有害的无机因子,巨噬细胞无法将它们消化,反而被这些无机因子攻击,最终巨噬细胞"阵亡"。这种自杀性质的吞噬引起了一系列巨噬细胞中炎症介质的释放,引发一系列肺部疾病,继而引起咳嗽。

特别提醒

对于雾霾引起的咳嗽,最有效的办法是佩戴口罩减少雾霾吸入,在家中使用有净化 $PM_{2.5}$ 功能的空气净化器也可以起到减少雾霾吸入的作用。

(金晓燕)

睡│眠│呼│吸│暂│停│综│合│征

103. 睡眠打鼾是疾病吗

打鼾是睡眠中最普遍的现象。一些人把打鼾看成睡得香的表现,实际上打鼾是上气道出现部分阻塞造成的气流涡流而产生异常的声响。因此,打鼾常提示夜间睡眠时上气道有狭窄。狭窄的部位可能是鼻部,也可能是咽喉部等。

目前最新国际疾病分类上,把没有其他伴随症状和异常的单纯打鼾称为鼾症。鼾症患者多数情况下自身并不知晓,多由同房间其他人观察到。打鼾常常影响别人休息,但临床上更重要的是,打鼾常常是睡眠呼吸暂停综合征的表现。如果任由其发展,可能会产生更严重的睡眠呼吸暂停,产生夜间低氧血症,造成人体多脏器损害。

(刘　松)

─── 专家简介 ───
刘　松

刘松,上海交通大学医学院附属新华医院呼吸内科主任医师,副教授。

上海市医学会呼吸病学专科分会睡眠呼吸学组副组长,中国睡眠研究会睡眠呼吸障碍专业委员会委员,上海市抗癌协会肿瘤呼吸内镜专业委员会委员。

擅长呼吸内科临床工作。

104. 打鼾是否就是睡眠呼吸暂停综合征

打鼾是睡眠呼吸暂停综合征的主要症状。医学上将 10 秒以上的呼吸停止称为呼吸暂停,当这种呼吸暂停频繁发生,频率超过 5 次/小时时,可出现反复发生的缺氧。反复的呼吸暂停会使患者从睡眠中憋醒,导致患者不能进入深睡眠而出现睡眠结构紊乱。夜间的反复间歇缺氧和睡眠结构紊乱会引起一系列的临床表现,医学上称之为睡眠呼吸暂停综合征(SAS)。

SAS临床上常分为阻塞型、中枢型和混合型,其中阻塞型睡眠呼吸暂停综合征(OSAS)是最常见的类型,约占目前诊断 SAS 的 90% 以上。正常人在睡眠中偶尔也会发生呼吸暂停,但一般不会对人体造成太大的危害,因而无临床意义。但夜间反复发生睡眠呼吸暂停则可以对机体造成显著的损害。

然而,打鼾并非都是 OSAS。一般认为,鼾声不规则时,发生 OSAS 的可能性明显增加。由于旁观者不可能进行整夜观察和客观判断,因此应对打鼾患者进行多导睡眠图(PSG)监测,以明确是否符合 SAS 诊断,并进行 SAS 分型及严重程度判断。

（刘 松）

105. 阻塞性睡眠呼吸暂停综合征都有哪些表现

睡眠呼吸暂停综合征的典型临床特征为:肥胖、嗜睡、右心功能不全(表现为水肿)、血液中的红细胞明显增多(表现为面色发红)。近年来随着对睡眠呼吸暂停疾病的认识,逐渐对 OSAS 患者的症状有了清晰的认识,多数 OSAS 患者的表现具有以下共同特点:响亮而不均匀的鼾声;睡眠过程中出现呼吸暂停现象;晨起口干、头晕、头脑昏昏沉沉;白天乏力、嗜睡,甚至看电视、开会、坐车、听课时不可抑制地睡眠;肥胖;记忆力减退,反应迟钝,儿童学习成绩下降,个性改变;男性性功能减退。上述症状是 OSAS 患者的常见表现,但在临床上,有这些症状者并非都是 OSAS。对于有上述症状的患者,应进行睡眠呼吸监测以确定诊断。

（刘 松）

106. 长期的睡眠呼吸暂停会造成哪些损害

睡眠呼吸暂停长期反复发生,夜复一夜、年复一年,其危害不可等闲视之。OSAS 患者夜间反复呼吸暂停导致夜间间歇性低氧血症和睡眠结构紊乱,引起机体一系列改变,除表现为缺氧外,还表现为二氧化碳潴留、反复发生呼吸性酸中毒。机体为避免窒息出现的觉醒机制,又使患者不能进入深睡眠。这些改变最终引起下丘脑垂体功能紊乱、红细胞增多、动脉粥样硬化、肺循环血管收缩、心律不齐、胸腔内负压增加和胃食管反流等。

这些变化在临床上表现为高血压、冠心病、多种类型心律失常、脑血管病、痴呆和神经认知功能障碍、糖尿病、脂代谢异常和脂肪肝、肺动脉高压、红细胞增多和血黏度增加、胃食管反流等。

此外,OSAS 还是交通事故高发的重要因素之一。患病司机的反应能力、判断能力下降,注意力不能集中,特别是单人驾驶时,事故率是普通人的 13 倍。他们常常会述说事故发生前自己在睡觉。

OSAS 患者由于瞌睡、记忆力下降,甚至影响恋爱、结婚、婚后生活等。

(刘 松)

107. 睡眠呼吸暂停综合征是如何诊断的

睡眠呼吸暂停综合征的诊断是根据患者的临床症状、体征、辅助检查来完成的。通过问诊,常发现 OSAS 患者绝大多数都有睡眠打鼾的病史。打鼾病史可能是自己诉说的,也可能是家属和同一房间睡觉人员反映的。对那些鼾声不规则的患者应引起高度重视。部分患者早晨起床可有口干、头痛、头晕、头昏沉感。患者睡眠较多但不解乏,白天有乏力、嗜睡情况,尤其是看电视、开会和坐车时可出现瞌睡。

少数患者则可能因顽固性高血压和心律失常、男性性功能障碍来就诊时发现。体检时可以发现 OSAS 患者多数具有肥胖体型,体重指数(BMI)超标。应注意鼻腔是否通畅、咽腔是否狭小、悬雍垂是否粗长、舌根是否肥大、颈围和腰围是否超标。

对 OSAS 患者还可进行血常规、甲状腺功能和心电图等必要的辅助检查,了解患者是否有红细胞增多、甲状腺功能减退和心律失常等情况。确诊 OSAS 的"金标准"是进行整夜的多导睡眠图(PSG)监测。一般情况下还会同步监测患者心电图等其他指标。PSG 报告中,根据睡眠呼吸暂停低通气指数(AHI)将患者分为轻度、中度和重度三个疾病严重度,轻度患者 AHI 为 5～15,中度患者为 15～30,AHI 大于 30 为重度。

在诊断疾病严重度的同时,根据患者夜间最低血氧饱和度(SpO_2)将夜间低氧血症也分为轻、中、重度。夜间轻度低氧血症的 SpO_2 为 85％～90％,中度为 80％～85％,夜间 SpO_2 低于 80％即为重度夜间低氧血症。确定睡眠呼吸暂停综合征诊断是下一步治疗的基础,根据疾病严重度和临床特征选择适宜的治疗。

(刘 松)

108. 睡眠呼吸暂停综合征患者都需要减肥吗

睡眠呼吸暂停综合征的治疗是依据患者状况和严重程度来进行的。治疗分为几个方面,包括一般治疗和针对性治疗。一般治疗包括减肥、戒酒、戒烟、慎用镇静催眠药物及其他可引起或加重 OSAS 的药物、侧卧位睡眠、适当抬高床头和避免白天过度劳累等。

目前认为超重和肥胖是 OSAS 的独立危险因素,因而所有确诊为 OSAS 的超重和肥胖者均应有效控制体重和减肥,包括饮食控制、加强锻炼。有研究显示,随着体重显著下降,OSAS 患者的病情会有明显改善。

然而,临床上发现单纯减肥对 OSAS 患者有时很难达到满意的疗效,主要原因有:①目前缺少有效且不良反应小的减肥药物,暂时减肥成功,也很难维持已减轻的体重,很多患者会出现体重反弹。②目前国内外开展的减肥手术对代谢异常者效果明显,而对 OSAS 患者的疗效尚需进一步观察证实。更重要的是手术本身损伤较大,是否需要以手术减肥来治疗 OSAS,尚需综合考量。③患者常存在机体内分泌代谢功能紊乱,加重患者肥胖,或难以有效减肥。④中、重度OSAS 患者常出现日间乏力嗜睡、白天的活动量减少,因而加重患者肥胖。

(刘 松)

109. 睡眠呼吸暂停综合征一定需要手术吗

OSAS 的发生,是由于声门以上至鼻腔的上呼吸道部分狭窄。理论上如果OSAS 患者在呼吸时,气流能够绕开这一段狭窄的气道,或手术直接切除狭窄部位,呼吸气流就不会受阻,患者就没有呼吸暂停和缺氧了。因此,对 OSAS 患者最初的治疗手段就是手术。从 20 世纪 60 年代的气管切开术,到之后的鼻甲切除术、悬雍垂咽软腭成形术(UPPP)以及改良的 UPPP 手术,都是针对上气道的器质性狭窄进行的治疗。气管切开术现在已经基本弃用,鼻甲切除术、UPPP 和改良 UPPP 手术理论上可以"根治"疾病,然而近年来发现,很多 OSAS 患者术后难以达到有效的治疗效果,另有部分患者虽然短期疗效尚好,但术后又会复发。所以近年来 OSAS 手术指征越来越严格,真正需要手术治疗的患者越来越少。

上述手术疗效欠佳的原因,主要是 OSAS 患者的上气道狭窄不仅有器质性狭窄,更多的是功能性狭窄,即夜间睡眠状态下,患者上气道肌肉松弛塌陷造成的上气道阻塞。因此,很多单纯手术很难完全治愈 OSAS。目前认为,手术仅适合于手术确实可解除上气道阻塞的 OSAS 患者,比如儿童腺样体肥大、扁桃体显著增大、明显鼻甲肥大和鼻息肉造成的 OSAS。

特别提醒

即使有上述手术指征,仍建议对重度 OSAS 伴有重度夜间低氧血症的患者进行有效的呼吸机治疗,改善患者全身状况后再择期手术。

(刘　松)

110. 药物治疗对睡眠呼吸暂停综合征有效吗

很多 OSAS 患者甚至医生都希望能够通过药物来治疗 OSAS。

对于甲状腺功能减退(甲减)引起的 OSAS,需给予甲状腺素治疗。这是一种病因治疗。如果甲减是 OSAS 唯一病因,患者口服甲状腺素片替代治疗,甲状腺功能低下好转后,呼吸暂停自然消失或减轻,其疗效非常明确,不需其他治疗。很多甲减患者还合并严重的心脏等其他重要脏器的并发症,出现睡眠呼吸暂停后低氧血症明显。但在甲减时,心脏耗氧量较低,不会出现急性心脏缺氧症状,若口服甲状腺素治疗,易引起心脏急性缺氧。故应在小剂量激素替代治疗之前,先应用气道正压通气等手段治疗睡眠呼吸暂停以改善缺氧。

肢端肥大症相关的睡眠呼吸暂停,若不能通过手术治疗肢端肥大症,经过应用生长激素的抑制剂,也有可能减轻睡眠呼吸暂停。此外,还有人进行了乙酰唑胺、安宫黄体酮、茶碱、大脑皮质兴奋剂及阿片类受体阻断剂和一些抗抑郁症药物治疗 OSAS 的研究,其疗效均不甚满意。

总之,迄今为止,除了针对甲减的甲状腺素替代治疗外,还没有任何一种药物对 OSAS 患者有肯定的疗效。因此,目前药物治疗不是 OSAS 患者的主要治疗手段。但对于慢性鼻炎、鼻甲肥大造成的 OSAS,给予鼻腔喷洒药物,消除鼻黏膜水肿,可能有一定的辅助疗效。

(刘　松)

111. 夜间呼吸机治疗对睡眠呼吸暂停综合征有哪些优势

经鼻持续气道正压通气治疗,俗称呼吸机治疗,是 OSAS 最重要的治疗手段,也是多数 OSAS 患者的首选治疗方式。

OSAS 患者夜间睡眠时全身肌张力下降,上气道肌张力也会不同程度地下降,造成上气道不同程度狭窄和气流阻塞。经鼻持续气道正压通气治疗睡眠呼吸暂停的主要机制,就是通过给上气道施加一个适当的压力,相当于睡眠时给气道装了一个"支架"以防止其塌陷。而呼吸机的高速气流对上气道内一些局部反射的刺激也会增加上气道扩张肌肉的活动,对上气道开放也可能有一定作用。

呼吸机治疗不仅对打鼾症状有立竿见影的效果,而且长期治疗疗效更多体现在对慢性并发症的疗效上,比如改善 OSAS 患者的高血压、冠心病、心律失常和糖尿病血糖控制情况;改善神经认知功能障碍和延缓老年痴呆;降低肺动脉高压等。OSAS 患者日间乏力和嗜睡症状的纠正还有助于减少交通事故的发生。

夜间睡眠使用呼吸机的最大优势,更在于治疗的无创伤、无痛苦,患者不需要住院、不需要手术。

(刘 松)

112. 如何在医生的指导下进行睡眠呼吸机治疗

目前多数睡眠呼吸暂停患者可以首选无创的经鼻持续气道正压通气治疗。其常用设备为气道正压呼吸治疗机,治疗模式主要包括单一水平持续气道正压治疗(CPAP)、自动调压持续气道正压治疗(auto-CPAP)和双水平持续气道正压治疗(BPAP)三种。

治疗时,需要医生根据患者病情给予处方使用。用于睡眠呼吸疾病的呼吸机一般包括机器主机、湿化罐、管道和面罩。此外还需合适的头带将面罩与患者鼻部无缝连接。这样,主机产生的正压通过柔软的管道传递到上呼吸道,在咽气道局部形成一个正压,打开气道,避免气道塌陷和气道狭窄。调节气泵产生的压力大小至一个适当水平。这个适当的压力水平既可防止患者睡眠时上气道的塌陷,避免呼吸暂停的发生,又能避免过高气压产生呼吸费力和不适感。因此,在使用呼吸机治疗之前,应给以气道压力滴定,以选择适当的压力。呼吸机气道压力滴定除可获取所需压力外,还可观察患者对呼吸机治疗的主观感受,增加患者对随后呼吸机治疗的依从性。

很多患者关心使用呼吸机治疗后的出差或旅行问题。1～2 天的短时间外出,即使不用 CPAP 呼吸机,疗效还会持续,病情也不会反弹。但稍长时间的外出,我们仍建议坚持使用呼吸机,以达到更好的疗效。目前的呼吸机一般都体积较小、携带方便、噪声较低,只需一只很小的手提包即可携带。

(刘 松)

烟 草 成 瘾

113. 烟草的危害真的那么大吗

据研究,只要点燃一支烟,它释放出的有害物质就有 4 000 多种,对人体有害的就有数百种,致癌作用明确的已有 70 余种,其中包括氰化氢、丁烷、甲苯、砷、铅、一氧化碳、放射性物质钋- 210 等。

烟草中以尼古丁为代表的有害物质,主要作用于全身普遍分布的神经递质,后者的相应的感受器则分布在中央神经系统和周围神经系统。通俗地表达,烟草既影响大脑,也影响全身多处组织和神经的运作,并随之产生多种生理和心理反应。

烟草有害物质可以刺激肾上腺素分泌,因此吸烟者经常会有一种所谓"吸烟能够提神"的自我感觉。为了获得这样的感觉,身体需要付出代价,这个时候身体内发生的变化是心跳加速、血压升高、血管强烈收缩,其后果是造成皮肤温度降低、血供减少。长期烟瘾者,因为皮肤供血减少,人不容易脸红,甚至看起来略显苍白;其次,其皮肤温度较一般人低,头面部的皱纹会更加明显。另一方面,肾上腺素释放还可以导致呼吸频率变快,部分过度吸烟者会出现不明原因的呼吸暂停感觉。

烟草有害物质同样可以作用在神经和肌肉组织。例如,长期吸烟会出现骨骼肌收缩,表现为阵发性的肌肉震颤,比如手会发生一些微小抖动,这对于一些从事精细作业的人士而言绝非小事。烟草有害物质还可以抑制胃的消化功能、增加肠道蠕动能力,通俗来讲,就是降低对食物中营养的吸收。而且,在室内点燃的卷烟烟雾中只有 15% 被吸烟者吸入,剩下的全部成为二手烟。二手烟的颗粒物还会附着在衣服、皮肤等表面,成为三手烟。当吸过烟的人去抱孩子,特别是婴幼儿时,对孩子们身体的刺激和影响不可轻视。

特 别 提 醒

滞留在烟灰缸、车内、墙壁、家具、衣服、毛发、椅垫、地毯上的"三手烟",并不能随着开窗换气而散去。这样的环境类似低含量铅环境,对儿童认知能力的损害等不可忽视。

(汤 葳)

— 专家简介 —

汤 葳

汤葳,上海交通大学医学院附属瑞金医院呼吸科副主任医师。

擅长哮喘、慢阻肺等慢性气道疾病的综合性诊治、过敏性哮喘的特异性免疫治疗。

114. 吸烟对睡眠有影响吗

吸烟对于睡眠的影响主要表现为入睡困难、易醒、睡眠不深。吸烟对睡眠的影响主要归因于烟中尼古丁的兴奋作用及睡眠呼吸暂停综合征的出现。

重度睡眠呼吸暂停综合征的患者吸烟率为 50％以上,打鼾人群的吸烟率明显高于非打鼾人群。吸烟使睡眠呼吸障碍症状更加明显,首先因为吸烟导致咽部和鼻腔更加松弛;其次,吸烟者更易发生呼吸道感染、软腭充血肿胀下垂、舌根充血肿胀上升,均可引起呼吸道阻塞、狭窄;睡眠时气流冲击软腭或鼻腔,导致打鼾,甚至睡眠呼吸暂停。

吸烟对于睡眠结构和稳定性的影响,主要是通过其活性成分尼古丁产生作用的。烟草中的尼古丁激活了位于脑干网状结构前突触上神经元上的尼古丁-乙酰胆碱受体,释放出一些神经递质,从而影响睡眠-觉醒循环系统。当夜间尼古丁浓度降低时,睡眠系统紊乱,造成吸烟者睡眠的不稳定、睡眠时间少、质量差等问题。此外,吸烟释放有害颗粒滞留于呼吸道并刺激气管黏膜,引起呼吸道反射性收缩,增加呼吸道阻力,从而引起睡眠呼吸障碍症状。

(汤 葳)

115. 戒烟药有哪几种

我国目前的一线戒烟药物有尼古丁替代品(贴片、咀嚼胶)、盐酸安非他酮缓释片以及伐尼克兰。下面简单介绍一下这三类药物。

尼古丁替代药物通过向人体提供尼古丁以代替或部分代替从烟草中获得的尼古丁,在一定程度上可减轻注意力不集中、焦虑、易怒、情绪低落等戒断症状。不同的尼古丁替代药物以不同方式提供尼古丁,除了咀嚼胶和贴片,国外还有尼古丁吸入剂、尼古丁口含片、尼古丁鼻喷剂。目前尚无证据表明这些药物在戒烟疗效上存在差异,因此可根据个人意愿选择具体药物。这几种剂型在人体内的代谢速度有所不同,但尼古丁进入人血液的速度都比不上直接吸入香烟的烟雾。实施尼古丁替代治疗疗程一般为8~12周,少数吸烟者可能需要治疗更长时间(5%可能需要继续治疗长达1年),治疗期间不宜突然停药,需在戒烟医生指导下逐渐减量至停药。

盐酸安非他酮(缓释片)是第一种可有效帮助吸烟者戒烟的非尼古丁类戒烟药物,1997年开始被用于戒烟。盐酸安非他酮是一种抗抑郁剂,可以降低吸烟者对尼古丁的渴求,同时不引起戒断症状,并能显著减少戒断综合征相关的一些症状的发生。至少在戒烟前1周开始服用盐酸安非他酮片,整个疗程为7~12周。常见的药物不良反应有口干、失眠、头痛等。癫痫、厌食症患者等特殊人群禁用此药,因此戒烟者需如实提供病史,医生判断安全后方能处方。对于严重烟草成瘾的吸烟者,安非他酮联合应用尼古丁替代药物可使戒烟效果增加。

伐尼克兰是一种新型非尼古丁类戒烟药物,美国FDA(食品药品监督管理局)于2006年批准其用于成人戒烟。伐尼克兰对于尼古丁-乙酰胆碱受体同时具有激动及拮抗的双重调节作用,该药物独特的作用机制有助于缓解吸烟者戒烟后对烟草的渴求和各种戒断症状;同时,可减少吸烟的快感,降低吸烟冲动,一定程度上使烟民吸烟不快乐、戒烟不痛苦。伐尼克兰有0.5毫克和1毫克两种剂型、启动装和维持装两种包装,在戒烟日之前1~2周开始服用启动装,疗程12周。对于经12周治疗有效的患者,可以考虑再续加治疗12周以维持巩固戒烟成果。伐尼克兰常见的不良反应为胃部不适、恶心,一般发生在治疗的早期,大多数患者均可耐受并继续使用。

(汤 葳)

116. 吸烟真的能减肥吗

有人说,饭后一根烟,可以帮助消化,使吃进去的能量快速代谢,不会变成脂肪囤积,香烟中的烟碱还能刮油。这是真的吗?

人们之所以会认为吸烟可以减肥,是香烟中的化学物质进入人体后,会增加基础代谢率,消耗能量。如果能配合节制饮食,确实有点减肥效果。不过,光靠吸烟来减肥,未免太过天真。香烟点燃后,释放出的有害物质进入肺脏,会对肺造成伤害;它们同时也随着血液循环进入身体其他器官,对别的器官造成伤害。

而且,如果想单靠吸烟来减肥,就必须吸入大量的烟草,此时体重或许保持得颇为合宜,但吸烟会加速血管收缩,造成血管病变、视网膜病变、心脏疾病、肾脏疾病、神经病变,对糖尿病患者,更容易引起并发症。这样做太得不偿失了。

香烟里面所含的尼古丁会使人成瘾,吸烟的人到最后会完全被尼古丁所控制,进而受到摧残。想靠吸烟来减肥的人,还是赶快打消这种念头为好。

特 别 提 醒

"不吸烟会发胖"的真相,大多是烟民们无烟可吸,手、嘴太闲,不知不觉地便抓起零食送进口中所致。因此,千万别再拿"戒烟会发胖"来作为吸烟的借口了。

(汤 葳)

117. 用电子烟戒烟靠不靠谱

电子烟是一种非燃烧的烟类替代产品,通常以不锈钢制成,外形如普通香烟,可装入含不同浓度尼古丁的液体。它以电池加热,使用时如同吸真的香烟,可以产生火光和蒸汽,使人有"吸烟"的感觉。

电子烟中所含尼古丁有高、中、低、无4种,吸烟者可先使用尼古丁含量高的烟弹(烟弹中所含尼古丁也远小于传统卷烟),之后可逐渐减量至不含尼古丁的烟弹。尼古丁用尽后,使用者可以替换烟弹,也可以向烟弹中添加尼古丁烟液。因此,电子烟可以说是戒烟过程中一个可以考虑的阶段性替代品。

但与传统尼古丁替代性戒烟药物相比,电子烟中的尼古丁是汽化后经肺部吸收入血,进而作用于大脑,作用更为迅速,更符合尼古丁的药代动力学特点,吸烟者更容易获得同吸烟类似的满足感。因此,电子烟被部分吸烟人群认为是比卷烟更安全且更享受的替代产品。但实际上还是没有摆脱吸烟本身对人体造成的损害,吸入电子烟后,人也会产生包括头晕、恶心、头痛等在内的不良反应。

由于目前电子烟的品牌种类繁多,缺乏监管,且没有统一的生产标准,各国政府对电子烟的态度各不相同,希望大家谨慎对待。

(汤 葳)

118. 吃什么能帮助戒烟

科学的戒烟方式除了意志力和必要情况下的药物支持以外,日常生活中的饮食也可助一臂之力,尽可能降低烟草对身体的危害。

（1）乳制品。牛奶中富含蛋白质、维生素 A 和维生素 C,维生素可以保护气管壁以及呼吸道黏膜细胞,减轻气道炎症。此外,牛奶能够解毒、滑肠,降低各种毒素对胃肠道的损害。

（2）富含维生素 C 的食品。研究发现,每吸一支烟可以破坏 10～25 毫克维生素 C,吸烟者血液中维生素 C 含量比不吸烟者低 30％～50％。因此,吸烟者要注意摄入更多富含维生素 C 的食物。主要是新鲜蔬菜和水果,如小白菜、苋菜、芹菜、苦瓜、花菜、辣椒、毛豆、鲜枣、红果、柚子、橘子、橙子、柠檬、草莓、柿子、芒果、猕猴桃、龙眼等。重度吸烟者除通过饮食摄入外,最好每日口服补充维生素 C 200～300 毫克。

（3）富含维生素 E 的食品。研究证实,维生素 E 能减少香烟对 DNA(脱氧核糖核酸)的损伤,血液中维生素 E 含量较高的吸烟者,香烟中的致癌物苯并芘不容易与 DNA 结合,故发生癌症的概率可减小。富含维生素 E 的食物主要是麻油、花生油、豆油、豆类、蛋类、麦芽、坚果等。

（4）粗粮。戒烟者日常主食不可过于精细,要经常吃点粗粮、杂粮。另外,菇类含多糖,大蒜含大蒜素和硒,这些成分都有防癌抗癌功效,经常食用也可降低吸烟致癌的危险。

（5）茶饮。茶叶中的茶多酚、维生素 C 等成分对香烟中所含有的各种有害物质有降解作用,香烟中的毒素可随饮茶不断解除,通过粪便排出体外。茶叶中茶多酚的主体儿茶素类物质是一种抗氧化剂,也是一种自由基强抑制剂,它可以抑制由于吸烟引起的肿瘤发生。绿茶中的茶多酚清除自由基的能力较强,它们对超氧阴离子自由基具有很强的清除效应。

（6）提升血清素的零食类。茶叶蛋、豆腐干、花生、燕麦等,它们是富含色氨酸的食物,而色氨酸是产生血清素的基础物质。当戒烟者血清素降低,想抽烟的时候,可尝试用以上食物取代。

（汤 葳）

氧|疗|

119. 氧疗意味着"我快不行了"吗

　　有很多患者拒绝医生的吸氧建议，认为自己好好的吸什么氧，吸氧意味着行将就木。其实很多心肺疾病、血液疾病及中毒等造成的缺氧，虽然机体会通过呼吸代偿性加深、加快，肺通气量增加，吸入的氧也相应增加，但依然会导致低氧血症。而全身重要器官多对缺氧敏感，从而造成多脏器的功能障碍，加重疾病进程。因此，氧气其实是一种"药"。

　　在很多时候，由于肺脏强大的代偿能力，以及老年患者相对较弱的反应力，缺氧往往是"细无声"的。组织供氧不足可导致全身多脏器的功能、结构变化，严重者甚至危及生命。而及时吸氧不仅能迅速纠正低氧血症，而且有利于提高患者生存率，改善生活质量和精神状态，减轻红细胞增多症，预防夜间低氧血症，改善睡眠质量，保护各个重要脏器功能，预防肺心病和右心衰竭的发生，降低病死率。

（张　旻）

—— 专家简介 ——

张　旻

　　张旻，上海交通大学附属第一人民医院呼吸科副主任，主任医师、硕士生导师。

　　中华医学会呼吸病学分会哮喘学组委员，上海市医学会呼吸病学专科分会委员，上海市医师协会呼吸内科医师分会秘书。

120. 什么情况下机体会缺氧

　　氧气是我们需氧生物赖以生存的物质。空气中含有 21% 的氧气，从鼻部吸入的空气，通过咽部、气管、支气管后进入肺组织交换弥散入血，和红细胞内的还原血红蛋白结合成为氧合血红蛋白后，被运送到全身各部位器官组织，为其提供能量。因此，在这个过程中任何环节上出现问题都可以导致缺氧的发生。

　　根据缺氧的类型,可以分为低张性缺氧、血液性缺氧、循环性缺氧与组织性缺氧。低张性缺氧主要是指血红蛋白正常但问题出在氧气供给上,比如在青藏高原吸入的氧分压过低,肺脏的通气和换气功能出现问题,发生肺部感染等疾病或呼吸肌麻痹等。血液性缺氧是指血红蛋白出问题,比如贫血、煤气中毒,还有因为偏爱腌制食品而摄入过多亚硝酸盐导致高铁血红蛋白血症等。循环性缺氧是指血流量减少,如心功能衰竭或休克造成的全身性血流量减少或血管炎、血栓等造成局部性血流量减少。组织性缺氧则是组织摄取、利用氧气出现障碍,比如谍战片中常出现的氰化物中毒,可导致线粒体损伤以及组织水肿等,从而引起氧的利用障碍。在这样的情况下都提示我们的机体会缺氧。

（张　旻）

121. 缺氧时机体会出现哪些变化

　　人体对缺氧的反应是很复杂的,往往由缺氧的原因,发生的速度、程度、部位,持续的时间及机体本身的功能状态等多因素决定。

　　首当其冲受影响的是我们的大脑,大脑的重量虽然仅为体重的 2%,但是耗氧量接近总量的四分之一,所以对缺氧最为敏感,是缺氧后最先出现症状的器官。如果是急性缺氧,可伴有头痛,情绪激动,思维力、记忆力和判断力的下降与丧失;如果是慢性缺氧,则会出现疲劳、嗜睡、注意力不集中以及抑郁等表现。

　　呼吸系统在早期缺氧时出现明显的呼吸加快,但如果严重缺氧则会造成呼吸衰竭、抑制,最终导致呼吸停止。心脏在最初缺氧时,通过心率加快、心肌收缩力增强来保证重要脏器的血供,但在后期则会出现肺动脉高压、心肌肥大、心律失常等严重问题。血液中的红细胞在缺氧的初期可以通过增加细胞数量来加强血液的携氧能力,但是过犹不及,红细胞过度增多可以导致血黏度和血流阻力增加,从而使得血流速度减慢而加重缺氧。

　　因此,如果患者有明显的烦躁、头痛、心率和呼吸加快、口唇或指端发绀等,需要给予氧疗。

（张　旻）

122. 判断缺氧有哪些客观确切指标

　　血氧指标是判断缺氧重要的客观依据,基本的血氧指标有氧分压、氧容量、血氧饱和度和氧含量。氧分压是指物理状态溶解于血浆中的氧分子所产生的张力,我们人体正常的氧分压为100毫米汞柱,如果低于80毫米汞柱就提示低氧血症,若低于60毫米汞柱则提示存在呼吸衰竭。判断给氧的确切指征是动脉血氧分压,在60毫米汞柱以下。氧容量是指在标准状态下测定100毫升血液中血红蛋白所能结合的最大氧量,氧容量下降通常预示各种原因引起的严重贫血。氧含量是指100毫升血液实际含有的氧量,由溶解的氧和血红蛋白结合的氧两部分组成,但主要是后者。血氧饱和度则是1克血红蛋白实际结合的氧量与最大氧结合能力之间的百分比,主要受到氧分压的影响,氧分压下降亦可造成血氧饱和度下降。正常动脉血的氧饱和度为93%～98%。

(张　旻)

123. 如何用仪器监测有无缺氧及缺氧程度

我们可以通过无创伤性的血氧饱和度仪和有创伤性血气分析来检测机体的缺氧情况。前者简单易行,适合家庭使用,后者则需在医院进行。

血氧饱和度仪在测量时采用指套式光电传感器,只需将传感器套在人手指上,利用手指作为盛装血红蛋白的透明容器,使用两个波长的近红外光作为射入光源,测定通过组织床的光传导强度,来计算血红蛋白浓度及氧饱和度。如此可提供连续、无损伤的血氧测量。

影响数据准确性的因素包括:①指套移位,如指套未对准红光,探头探入过深、过浅或宽松均不能感应血氧饱和度的变化,使血氧饱和度读数偏低或不显示。②指尖皮肤冰冷,导致指端读出的血氧饱和度读数值偏低或不显示。因此,测量时应注意肢体保暖,保持室温,必要时可加盖棉被或用热水袋保暖。③指端皮肤或颜色异常,如涂抹指甲油、指端有污垢、甲床厚、灰指甲等都会影响血氧饱和度的准确,所以监测时应将指甲清洗干净。④有些患者因使用约束带,或肢体过度弯曲、长时间固定于一个手指监测等,均会阻断血流,影响监测结果。因此,应避免在测血压的同时监测血氧饱和度,检测时要勤更换手指,约束带松紧要适宜。⑤有些药物,如导致血管收缩或扩张的药物,可能会影响监测结果。此外,药物的外渗也会导致组织红肿而影响血氧饱和度的结果。

动脉血气分析是目前评价缺氧程度及氧疗效果最为准确可靠的方法,但是一种创伤性检查,需要反复采集动脉血,且无法实时连续监测。但胜在更准确、读取数据更多,包括氧分压、二氧化碳分压、pH值以及其他一些判断酸碱平衡的指标,能帮助医生更准确地评估患者的病情,并且能在早期及时发现低氧血症和酸碱失衡,为临床治疗争取时间。

(张　旻)

124. 普通吸氧有哪些方法

普通吸氧包括以下几种方法。

(1) 鼻塞和鼻导管吸氧法:该方法设备简单,使用方便。氧流量成人 1～3 升/分钟,吸入的氧浓度可达 30%～40%。鼻塞法有单塞和双塞两种:单塞法,吸气时只进氧气,故吸氧浓度较稳定;双塞法为两个较细小的鼻塞同时置于双侧鼻孔,鼻塞周围尚留有空隙,能同时呼吸空气,患者较舒适,但吸氧浓度不够稳定。鼻导管法是将一导管经鼻孔插入鼻腔顶端软腭后部,会有不适感且易被分泌物堵塞,吸氧效果不如鼻塞吸氧法,临床很少使用。鼻塞、鼻导管吸氧法一般只适宜低流量供氧,对鼻黏膜有刺激,且氧流量越大刺激越强,会因流速和冲击力很大让人无法耐受,管路易弯折,固定易导致皮肤压迫和刺激。

(2) 普通面罩、鼻罩吸氧法。面罩吸氧法可分为开放式和密闭面罩法。开放式是将面罩置于距患者口鼻 1～3 厘米处,适宜小儿;密闭面罩法是将面罩紧密罩于口鼻部并用头带固定,面罩两侧各有一个侧孔,以补足吸入气和呼气。面罩法适宜较严重缺氧者,吸氧浓度可达 40%～50%,优点是对气道无刺激、感觉较舒适;缺点是氧浓度变化较大,不易控制,若氧气流量不足以驱散面罩内残余呼出气,有发生二氧化碳潴留的危险。而鼻罩只罩于鼻子上,较为舒适,适合轻、中度呼吸衰竭,以及机械通气脱机和睡眠呼吸暂停综合征患者。

(张　旻)

125. 特殊给氧方法有哪些

特殊给氧方法包括以下几种。

(1) 经气管导管氧疗法:用 T 型管和直接在导管内放入细氧管经鼻腔插入气管内或经气管软骨环间穿刺插入的供氧方法,也称气管内氧疗。主要适宜慢性阻塞性肺疾病及肺间质纤维化等所致慢性呼吸衰竭,需长期吸氧而一般氧疗效果不佳者。由于用导管直接向气管内供氧,故可显著提高疗效,只需较低流量的氧供即可达到较好的效果,且耗氧量很小。但吸入氧必须经过湿化,否则极易造成气道干燥、分泌物干结；插入导管内的吸氧管不能太粗，以免增加气道阻力。

（2）电子脉冲氧疗法：这是近年开展的一种新方法，通过电子脉冲装置可使在吸气期自动送氧，而呼气期又自动停止送氧。这比较符合呼吸的生理状态，又大大节省了氧气。适宜鼻塞、鼻导管和气管内氧疗。

（3）机械通气给氧法：即用各种人工呼吸机进行机械通气时，利用呼吸机上的供氧装置进行氧疗。可根据病情需要调节供氧浓度（21%～100%）。氧疗的氧源一般多用氧气钢瓶，并安装有压力表显示瓶内的储氧量，供氧时安装流量表，根据需要调节氧流量。

（4）高压氧治疗：进入高压氧舱，在高于大气压的氧气压力下吸氧。

（张　旻）

126. 怎样选择氧疗供氧装备

氧疗供氧装备的种类有以下几种，可根据具体情况进行选择。

（1）氧气袋：由复合尼龙绸材料制成，通常是到医院或医用氧提供单位充装，但储存的氧气只有几十升，只适用于危重患者短途转运和患者的临时症状改善。

（2）氧气瓶：通过高压将氧气压缩在钢筒或铝合金筒中，家用氧气瓶有几升到十几升不等，在特定机构采用高压罐装的方式充装氧气。一个 8 升氧气瓶相当于 50 个氧气袋的储量，可使用 15 个小时以上。优点是价格便宜、不存在自然耗失、容易获得；缺点是笨重、需反复充装，且为高压容器，应做好防火、防热及防爆。

（3）制氧器：化学药剂式制氧机是采用两种化学制剂，在用氧时按不同比例混合在一起后发生化学反应的方式产生氧气，具有即用即制、贮存使用安全、无需外出灌装补充、易携带等特点。但制氧量相对较小，性价比也不是最佳。

（4）制氧机：制氧机以空气为原料，无需任何添加剂，产生的氧气纯净、无异味，且操作简便，适合需长期吸氧的患者。但比较昂贵。

（张　旻）

127. 长期家庭氧疗需注意哪些问题

长期家庭氧疗需要注意以下几个问题。

（1）密切观察氧疗效果：若呼吸困难等症状减轻或缓解、心率正常或接近正常，则表明氧疗有效。否则应寻找原因，及时进行处理，必要时应监测氧饱和度。

（2）避免氧中毒：一般认为，在 1 个大气压条件下，吸入氧浓度低于 40％的氧疗是安全的，过高或长时间吸入高浓度氧会引起细胞损害或脏器功能障碍。通常认为吸氧浓度高于 60％时，要注意氧中毒可能。高浓度氧疗时间不宜持续24 小时以上，故每分钟氧疗流量不宜超过 5 升。

（3）对慢性阻塞性肺疾病急性加重的患者以及其他一些二氧化碳潴留的患者，给予高浓度吸氧可能导致呼吸抑制，使病情恶化，一般应给予控制性（即低浓度持续）吸氧为妥，通常小于 3 升/分钟。

（4）注意加温和湿化：呼吸道内保持 37 ℃的温度和 95％～100％的湿度，是黏液纤毛系统保持正常清除功能的必要条件，故吸入氧应通过湿化瓶和必要的加温装置，以防止吸入干冷的氧气刺激气道黏膜，致痰干结和影响纤毛的"清道夫"功能。

（5）防止污染和导管堵塞：对鼻塞、输氧导管、湿化加温装置、呼吸机管道系统等应经常定时更换和清洗消毒，防止细菌感染。吸氧导管、鼻塞应随时检查有无分泌物堵塞，并及时更换；要注意观察氧气管有无脱出或受压。

（6）兼有二氧化碳蓄积导致的高碳酸血症者，必须住院接受综合治疗，单靠家庭氧疗作用有限。

特别提醒

开展氧疗的室内严禁火源，以防火灾。

（张　旻）

雾｜霾

128. 什么是雾霾

雾霾,顾名思义是雾和霾。人们常把雾和霾混为一谈,实际上两者的区别很大的。雾是指在相对高的空气湿度下,在贴近地面的空气中形成的几微米到100微米、肉眼可见的微小水滴(或冰晶)的悬浮体,是一种自然天气现象,总体是无毒、无害的。而霾是空气中悬浮着大量肉眼无法分辨的几微米以下的微粒,使水平能见度小于10千米的天气现象。

一般相对湿度小于80%时的大气混浊、视野模糊导致的能见度恶化是霾造成的;相对湿度大于90%时的大气混浊、视野模糊导致的能见度恶化是雾造成的;相对湿度为80%～90%时的大气混浊、视野模糊导致的能见度恶化是雾和霾的共同造成的,但其主要成分是霾。尽管界定明确,但在实际观察和研究中却不太容易区分,因此常统称为"雾霾"。

雾霾天气是一种大气污染状态,二氧化硫、氮氧化物和空气中悬浮的可吸入颗粒物是雾霾的主要组成部分,前两者是气态污染物,而可吸入颗粒物才是加重雾霾天气污染的罪魁祸首。

（高习文　张　薇）

—— 专家简介 ——
高习文

高习文,复旦大学附属闵行医院(筹)呼吸科主任、大内科主任,主任医师。

上海市医学会呼吸病学专科分会委员,上海基层呼吸疾病防治联盟副主席,闵行区医学会呼吸学组组长。

129. 什么是 PM_{10} 和 $PM_{2.5}$

空气是一个庞大的悬浮体系,就像一碗淡淡的小米粥,其中有各种悬浮的颗粒物质均匀分布。这些颗粒物虽然个头不大,无法为肉眼所见,但却是大气中污染物的重要载体和反应温床,是人体健康的"隐形杀手"。

在空气悬浮颗粒物中,颗粒物直径小于 10 微米的称为 PM_{10} ,此尺寸的颗粒物可以被吸入并富集在人体的呼吸系统,故又称为可吸入颗粒物;$PM_{2.5}$ 则指直径小于 2.5 微米的悬浮颗粒物,不仅易被吸入呼吸系统,且极易富集于肺部深处,因此又被称作可入肺颗粒物。

$PM_{2.5}$ 主要是由直接排入空气中的微粒和空气中的气态污染物,通过化学转化生成的二次微粒组成。直接排入空气中的微粒由尘土性微粒、植物和矿物燃料燃烧产生的炭黑粒子组成。二次微粒主要由排放到大气中的硫氧化物、氮氧化物、氨、挥发性有机物等通过复杂的化学反应而产生。$PM_{2.5}$ 在空气悬浮过程中还会进一步吸附空气中存在的有机成分、金属成分及细菌、病毒、真菌等微生物成分。

（高习文　张　薇）

130. 空气悬浮颗粒物是如何侵入人体的

我们每天的生活离不开空气,因此空气中的悬浮颗粒物主要通过呼吸道进入人体。经过口咽和鼻腔的重重阻隔,大部分直径大于 2.5 微米的颗粒物被阻挡和清除,而直径小于 2.5 微米的细颗粒物则侵入下呼吸道,对呼吸系统直接产生致敏作用和炎症反应,并进而影响身体健康。

此外,一小部分空气悬浮颗粒物还可降落至食物、水体或土壤,通过饮食和饮水,经消化道进入机体,造成危害;也可通过直接接触黏膜、皮肤进入机体。尤其是脂溶性有毒物质,更容易通过完整的皮肤而进入体内。

（高习文　张　薇）

131. 雾霾对人体健康的危害有哪些

雾霾对人体健康的危害是多方面的、复杂的。主要表现在呼吸系统和心血管系统。

(1) 呼吸系统:呼吸系统作为雾霾打击的第一对象,自然也接受了最严重的刺激。研究表明,高浓度的可吸入性颗粒物与呼吸功能低下、呼吸道疾病症状加重有关。进入呼吸系统的颗粒物可对局部组织造成堵塞,使局部支气管的通气功能受限,细支气管和肺泡的换气功能异常;对人体呼吸系统产生直接的刺激作用、致敏作用;可作为携带细菌、病毒等各种微生物的载体侵入呼吸系统,造成各种呼吸系统感染,增加慢性呼吸系统疾病患者急性发作的频率;长期对肺泡壁的刺激还可损伤呼吸道的防御功能,诱发支气管炎、肺气肿和支气管哮喘;$PM_{2.5}$还能吸附多环芳烃和镉、镍等多种有害物,具有致癌性,目前已有许多研究证明,肺癌发病率的增加与雾霾有关。

(2)心血管系统:侵入并沉积于肺泡的颗粒物可引起肺部和全身的氧化应激或炎症反应,激活凝血机制,削弱血管功能,增加动脉硬化,引起血栓形成;刺激肺部交感神经产生次级神经反射,改变自主神经反射等机制而导致心律不齐;还可引起血液成分的改变,并导致动脉血压升高,从而诱发心脑血管疾病急性发作。

(3)危害儿童:与成年人相比,儿童的肺部表面积与体重之比较大,按单位体重计算,儿童要比成人多吸入50%的空气,且儿童的呼吸系统发育不完全,更易受到$PM_{2.5}$的伤害。因此,$PM_{2.5}$对于儿童健康的影响比成人更大。儿童若长期暴露于高浓度$PM_{2.5}$污染中,可危害其肺部发育及防御系统,引起反复的呼吸道感染,导致肺功能储备的减少,并可能造成儿童肺部免疫功能缺陷,增加患哮喘等呼吸系统疾病的风险以及成年时期发生并发症和死亡的风险。

(4)其他危害:悬浮颗粒物直接接触皮肤和眼睛,会阻塞皮肤的毛囊和汗腺,引起皮炎或造成眼结膜炎和角膜损伤;悬浮颗粒物还能降低大气透明度,减少地面紫外线的照射强度,紫外线照射不足会间接影响儿童骨骼的发育。

(高习文 张 薇)

132. 雾霾天如何进行自我防护

在雾霾天气时,应尽量减少外出的时间和频次,特别是儿童、老年人及患有慢性疾病的人。外出时尽量短暂停留、平和呼吸、小步快走,尤其不要在雾霾严重时进行户外锻炼。

雾霾天外出时建议"全副武装"——戴口罩、戴帽子、穿长衣,以阻挡有害颗粒的吸入、减少与有害空气的接触。外出回来后应及时清洗面部及裸露的肌肤。鼻腔是直接接触雾霾的呼吸系统的第一道门户,鼻腔内的鼻毛和黏液能吸附部分有害颗粒,因此应尽量用鼻子呼吸。注意按时清理鼻腔,有鼻炎的患者可应用生理盐水洗鼻。

即使在雾霾天也需要每天开窗通风,因为室内污染物也有很多,如厨房油烟、卫生间细菌、人正常呼吸排出的二氧化碳等。建议避开雾霾严重时间,选择中午有太阳的时候短时间开窗通风。在室内吸烟对室内空气影响很大,可在短

时间增加 $PM_{2.5}$ 浓度,甚至达到严重污染水平,因此室内务必禁烟。

雾霾天即便门窗全闭,若不采取净化手段,室内 $PM_{2.5}$ 的浓度也至少有室外的 1/3。因此,正确使用高效的空气净化器很有必要。注意保持净化器周边环境的整洁干净,并注意定期更换滤网。

养成健康的生活方式、适当锻炼身体、保证充足的休息以及清淡的饮食习惯,对于提高机体的抵抗力也是很重要的。充足的水分有助于增加呼吸道的分泌型免疫球蛋白 A 和黏液纤毛运动,提高呼吸道对有害颗粒的抵抗能力。

（高习文　张　薇）

133. 慢性呼吸道疾病患者如何防霾

由于雾霾对呼吸道有直接的刺激作用、致敏作用和致感染作用,因此雾霾天极易导致慢性呼吸道疾病患者急性发作。此类患者的防霾措施,除了前述的自我防护方式外,还需注意:①务必戒烟,同时避免被动吸烟,尽量少去空气污浊的场所;注意随时增减衣物,避免受凉感冒,保持情绪稳定,保证充足睡眠,以保持良好的身体状态。②维持原长期控制类药物的应用,勿擅自减量停药。③适当进行呼吸功能锻炼,增强呼吸道的抵抗力。④哮喘、慢性阻塞性肺疾病的患者应定期随访肺功能检查等,了解疾病控制情况,以便提前发现病情变化、及早治疗控制。⑤患者外出时应随身携带药物(包括急救药物),以免受到污染物刺激,病情突然加重。⑥密切观察病情,一旦发现呼吸道症状加重,应立即至医院就诊,及时获得专科医生的帮助。

（高习文　张　薇）

134. 如何选择合适的防霾口罩

雾霾天如果必须出门,佩戴口罩是最主要的防护措施。选择防雾霾口罩时需要考虑过滤效率、与面部贴合度(气密性)以及过滤材料健康无毒三个方面。目前市场上销售的普通棉布口罩及一次性无纺布口罩对于 $PM_{2.5}$ 或细菌、病毒等微生物颗粒的防护是不够的。建议选择标有 KN95 或 N95(在标准规定的测试条件下,过滤非油性颗粒物最低效率为 95％)、FFP2(最低过滤效率为 94％)及其以上标准的口罩。

（高习文　张　薇）

135. 佩戴口罩时应注意哪些事项

佩戴口罩时应遵照其使用说明,将口罩完全罩住口、鼻及下巴,保持口罩与面部紧密贴合,并进行口罩的气密性检查。

口罩的密合结构和过滤材料会增加呼吸阻力,降低舒适感。而且,过滤效果越高,佩戴者感到的呼吸阻力就越大。建议在确保口罩完全贴合面部并呼吸顺畅的前提下,选择防护级别较高的口罩。

口罩是在一定条件下佩戴的,并不是每个人都适合佩戴。不同人群佩戴口罩要注意:①孕妇佩戴防护口罩,应注意结合自身条件,选择舒适性比较好的产品,如配有呼气阀的防护口罩,降低呼气阻力和闷热感;②儿童处在生长发育阶段,而且脸型小,一般口罩难以达到密合的效果,建议选择正规厂家生产的儿童防护口罩;③老年人、慢性病患者及患有呼吸系统疾病等的特殊人群,建议在专业医师指导下使用口罩。

口罩也不适宜长时间佩戴。一方面,口罩外部吸附了颗粒物等大量污染物,会造成呼吸阻力的增加;另一方面,口罩内部也会吸附呼出气中的细菌、病毒等。建议佩戴口罩最好不要超过 2 小时,半小时左右就应摘下来换换气。当咳嗽或打喷嚏时建议将口罩摘下,以免咳嗽或打喷嚏时喷出的大量热气和唾液弄湿口罩,使其阻隔病菌的作用降低。

防霾口罩的使用寿命主要取决于使用环境,通常来说一款防霾口罩能戴一周左右。当然,根据环境污染情况和每天佩戴时长,口罩的使用寿命长短会有差异。当发现口罩的任何部件出现破损、变形、有异味或明显感觉呼吸阻力增加时,就应换口罩了。

(高习文　张　薇)

136. 雾霾天如何进行锻炼

锻炼身体有助于增强体质,对雾霾防护、疾病防治有很大的意义。但在雾霾天,市民们应适时而动、量力而行,并要留心运动强度和量的控制,既要锻炼身体,又不能时间太长、太过劳累。因为时间太长会吸入太多 $PM_{2.5}$ 等有害物质,反而不利于健康。

许多老年人平时有晨练习惯,但在清晨,尤其是太阳未出来前,空气质量往往比较差,气温偏低,老年人易发生心脑血管意外;晨练时人体需要的氧气量增加,随着呼吸的加深,有害物质会更多地被吸入呼吸道,从而危害健康。建议将室外的晨练转移至室内。

(高习文　张　薇)

137. 如何进行呼吸训练以提高呼吸道的免疫功能

$PM_{2.5}$主要通过呼吸系统进入人体从而危害人的健康,因此我们平时除了注意自我防护外,还应经常进行一些呼吸训练以提高呼吸道的免疫功能,增大肺活量,增强人体的耐缺氧能力。

(1)腹式呼吸法:站立,身体放松,两手置于两肋弓下,吸气时腹部用力鼓起,呼气时腹部自然收敛。同时将双手放到腹部上,并稍加压力以增加腹内压,这样呼气时能使膈肌进一步升高,减少肺部残气量。

(2)缩唇呼吸法:呼吸时,将口唇缩紧,增加气道阻力,以防止小气道过早闭塞,使气体容易呼出,可减少肺内残气、改善通气环境、增大肺活量。

(高习文　张　薇)

138. 雾霾天时饮食该注意什么

多吃维生素及抗氧化食品,有助于清除 $PM_{2.5}$ 携带的致癌物在体内形成的自由基。平时多喝绿茶,充分利用茶多酚和无机盐增强抗氧化功效,也能有效提升人体对抗雾霾、对抗空气污染的能力。

多吃新鲜蔬菜和水果,如梨、百合、枇杷、莲子、萝卜、藕等,既补充各种维生素和无机盐,还能够润肺除燥、祛痰止咳、健脾补肾。

雾霾天紫外线照射不足,可以多吃点牛奶、豆腐、鸡肉、鱼肉等补充优质蛋白质、钙及维生素 D。补充充足的水分可以使气道上皮湿润,有助于增强气道黏膜的防御能力。

少吃辛辣刺激的食物。长期食用辛辣刺激的食物易破坏我们的黏膜,从而进一步降低其对抗空气污染物的能力,对身体造成伤害。

(高习文　张　薇)